Kliniktaschenbücher

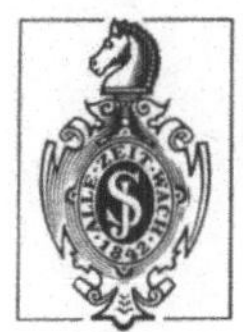

Der Anfallskranke in der ärztlichen Sprechstunde

Herausgegeben von
B. Kügelgen und A. Hillemacher

Mit Beiträgen von
W. Blumenthal F. Böcker C.-J. Estler
K. A. Flügel T. Grobe W. Grüninger
A. Hillemacher G.-K. Köhler B. Kügelgen
H.-D. Rott H. Stefan K. Stosberg
J. Vieth G. F. Wündisch H.-B. Wuermeling

Mit 32 Abbildungen und 26 Tabellen

Springer-Verlag
Berlin Heidelberg New York Tokyo 1984

Dr. Bernhard Kügelgen
Dr. August Hillemacher
Nervenkrankenhaus Bayreuth
Cottenbacher Straße 23
D-8580 Bayreuth

CIP-Kurztitelaufnahme der Deutschen Bibliothek. Der Anfallskranke in der ärztlichen Sprechstunde / hrsg. von B. Kügelgen u. A. Hillemacher. Mit Beitr. von W. Blumenthal ... – Berlin ; Heidelberg ; New York ; Tokyo : Springer, 1984.
(Kliniktaschenbücher)
ISBN-13: 978-3-540-12950-9   e-ISBN-13: 978-3-642-95446-7
DOI: 10.1007/978-3-642-95446-7
NE: Kügelgen, Bernhard [Hrsg.]; Blumenthal, Wolfgang [Mitverf.]

Satz- und Bindearbeiten: G. Appl, Wemding,

2125/3140-543210

Vorwort

Das Vorhaben zu diesem Buch entstand aus der Praxis, aus selbsterfahrenen Schwierigkeiten bei der Begegnung mit Anfallskranken. Wir danken allen Autoren, daß sie ausführlich und konkret zu praxisnahen Problemen unter Berücksichtigung des aktuellen Wissenstandes Stellung genommen haben. Auch gilt den Referenten und Herrn Dr. Thiekötter vom Springer-Verlag Dank, daß das Buch bereits ein halbes Jahr nach der Tagung erscheinen kann. Ohne die gewissenhafte Erledigung der vielen Schreibarbeit durch Frau D. Lauterbach wäre dieser baldige Erscheinungstermin sicher nicht möglich gewesen. Der Firma Labaz, München, sind wir für die großzügige Unterstützung der Tagung und dieses Buches sehr verbunden, ebenso der Paul-Martini-Stiftung.
Unser herzlicher Dank gilt vor allem unserem Direktor, Herrn Prof. Dr. F. Böcker, für sein Engagement und seine stete Förderung.

Bayreuth, im Oktober 1983

B. Kügelgen
A. Hillemacher

Inhaltsverzeichnis

Einleitung *(F. Böcker)* 1

Methoden und neue Erkenntnisse der Grundlagenforschung in der Epileptologie *(J. Vieth)* 4

Zur Genetik der Epilepsien *(H.-D. Rott)* 22

Pathophysiologie und Klinik der Epilepsien im Erwachsenenalter *(W. Grüninger)* 30

Klinik der kindlichen Epilepsien *(G. F. Wündisch)* 48

Epilepsien und Psychosen *(G.-K. Köhler)* 63

Differentialdiagnose anfallsartiger Bewußtseinsstörungen *(B. Kügelgen)* 79

Indikation, Aufwand, Aussagefähigkeit, Provokationsmethoden des Elektroenzephalogramms in der nervenärztlichen Praxis bei Verdacht auf Anfallsleiden *(T. Grobe)* 98

Computertomographie bei Anfallskranken: Indikation und Aussagefähigkeit *(A. Hillemacher)* 107

Diagnostik und Therapie von Anfällen mit Hilfe des Intensive-Monitoring *(H. Stefan)* 115

Pharmakologie und Toxikologie von Antikonvulsiva *(C.-J. Estler)* 136

Medikamentöse Therapie des Anfallskranken *(K. A. Flügel)* . . 143

Therapie der kindlichen Epilepsien *(G. F. Wündisch)* 153

Compliance bei Anfallskranken *(K. Stosberg)* 159

Berufliche Fragen bei Anfallskranken *(W. Blumenthal)* 165

Rechtliche Besonderheiten bei Anfallskranken
(H.-B. Wuermeling) 175

Sachverzeichnis 185

Mitarbeiterverzeichnis

Dr. med. W. Blumenthal
Oberarzt am Rehabilitationszentrum der Universität zu Köln
Lindenburger Allee 44
5000 Köln 41

Prof. Dr. med. F. Böcker
Direktor des Nervenkrankenhauses Bayreuth
Cottenbacher Straße 23
8580 Bayreuth

Prof. Dr. med. C.-J. Estler
Direktor des Instituts für Toxikologie und Pharmakologie
Universitätsstraße 22
8520 Erlangen

Prof. Dr. med. K. A. Flügel
Leiter der Einheit für Neurophysiologie
Neurologische Universitäts-Klinik mit Poliklinik
Schwabachanlage 6
8520 Erlangen

Priv.-Doz. Dr. med. habil. T. Grobe
Weidenkellerstraße 8
8500 Nürnberg 70

Priv.-Doz. Dr. med. habil. W. Grüninger
Chefarzt der Neurologischen Klinik
des Krankenhauses Hohe Warte
Hohe Warte 8
8580 Bayreuth

Dr. med. A. Hillemacher
Leitender Arzt der Neurologischen Abteilung
des Nervenkrankenhauses Bayreuth
Cottenbacher Straße 23
8580 Bayreuth

Prof. Dr. med. G.-K. Köhler
Chefarzt der Psychiatrischen Klinik
der Ev. und Johanniter Krankenanstalten
Duisburg-Nord/Oberhausen GmbH
Steinbrinkstraße 96a
4200 Oberhausen 11

Dr. med. B. Kügelgen
Oberarzt am Nervenkrankenhaus Bayreuth
Cottenbacher Straße 23
8580 Bayreuth

Prof. Dr. med. H.-D. Rott
Wissenschaftlicher Oberassistent
am Institut für Humangenetik und Anthropologie der Universität
Bismarckstraße 10
8520 Erlangen

Priv.-Doz. Dr. med. habil. H. Stefan
Oberarzt an der Universitäts-Nervenklinik Bonn,
Abteilung für Epileptologie
Sigmund-Freud-Straße 25
5300 Bonn

Dr. rer. pol. Krista Stosberg, Dipl.-Vow.
Psychiatrische Universitäts-Klinik mit Poliklinik
Schwabachanlage 10
8520 Erlangen

Prof. Dr. med. J. Vieth
Leiter der Abteilung für experimentelle Neuropsychiatrie
in der Neurologischen Universitätsklinik
Schwabachanlage 6
8520 Erlangen

Priv.-Doz. Dr. med. habil. G. F. Wündisch
Chefarzt der Städtischen Kinderklinik
Kulmbacher Straße 23
8580 Bayreuth

Prof. Dr. med. H.-B. Wuermeling
Direktor des Institutes für Rechtsmedizin
Universitätsstraße 22
8520 Erlangen

Einleitung

F. BÖCKER

Der „morbus sacer" – die heilige Krankheit – hat dank wirksamer Behandlungsprinzipien viele seiner Schrecken eingebüßt.
Lange Zeit wurde die Epilepsie unter die „Geisteskrankheiten" gezählt. Für viele Betroffene bedeutete dieses Leiden den definitiven Weg in die schwere Behinderung, nicht selten auch die endgültige Asylierung. Aus der nahezu pauschal unterstellten Erblichkeit der Epilepsie resultierte unter der nationalsozialistischen Herrschaft die Zwangssterilisation. Zahlreiche „Epileptiker" fielen als „lebensunwert" der sog. Euthanasie zum Opfer.
Heute lastet auf uns, daß infolge ideologischer Verblendung und gründend auf „wissenschaftlichen" Bewertungen im Namen unseres Faches Verbrechen verübt wurden. Sie wurden Gnadentod genannt, waren jedoch Mord.
Vierzig Jahre später dürfen wir es bei unserer Scham und unserer Betroffenheit nicht bewenden lassen. Wissenschaftliche Erkenntnisse sind zeitgebunden und niemals endgültig. Die angeblich unheilbare Krankheit hat Ansporn zu sein, erst recht nach Wegen zu suchen, die Hilfe, wenn nicht Heilung, ermöglichen.
Gerade die Geschichte der Epileptologie macht deutlich, wie vergänglich anscheinend Definitives ist. Heute können wir auf einen erheblichen Fortschritt zurückblicken. Anfallsleiden beeinträchtigen den gut behandelten Patienten wesentlich weniger als früher. Er verfügt über erheblich verbesserte Möglichkeiten, Lebenschancen wahrzunehmen und eigenes Dasein zu gestalten. Bei allem Verständnis für die zeitgenössische Skepsis gegenüber Fortschritt: die Entwicklung der Epileptologie ist zweifellos für viele segensreich geworden.
Dennoch zählt das hirnorganische Anfallsleiden nach wie vor zu den ernsten Erkrankungen. Der Anfall birgt in vieler Hinsicht –

nicht nur im Straßenverkehr – Gefahren in sich. Der öffentliche Anfall ist immer noch ein Ereignis, das Angst und Befremden bei denen verursacht, die ihn miterleben. Oft genug werden dann frühere Bewertungen wieder relevant, und seien sie noch so überholt und falsch.

Den Arzt in der Sprechstunde stellt die Epilepsie vor eine Reihe von Aufgaben, deren Lösung ihm ein hohes Maß von Fachwissen und ein ebenso hohes Maß an Einfühlungsvermögen und ärztlicher Führung abverlangt.

Zunächst muß der Anfall als hirnorganisch bedingt erkannt werden, dann ist der Frage nachzugehen, ob ein behandelbares Leiden zugrunde liegt, anschließend erfolgt die medikamentöse Einstellung und Überwachung.

Dem Patienten muß erläutert werden, unter welcher Art von Krankheit er leidet, ihm und seinen Angehörigen sind die Konsequenzen für die Lebensführung und auch notwendige Einschränkungen im privaten wie im öffentlichen Bereich deutlich zu machen.

Anfallskranke können verschiedene Berufe nicht ausüben, sie können sich an manchen Freizeitaktivitäten nicht beteiligen, sie müssen sich im Tagesablauf besonderen Regeln unterwerfen. Darüberhinaus stoßen sie in ihrer Umgebung auf Reaktionen, die von Ablehnung über Spott oder Gleichgültigkeit bis zu übertriebener Zuwendung und Vorsicht reichen.

Diese Reaktionen können das Selbstwerterleben des Einzelnen stärker belasten als das Anfallsleiden selbst, vor allem deshalb, weil der Kranke die dramatischen Abläufe des Anfalls nicht bewußt miterlebt. Daher schätzt er im allgemeinen die Schwere seiner Behinderung geringer ein als seine Umgebung (W. Schulte). Mitunter verkennt er überhaupt, durch das Anfallsleiden behindert zu sein.

Für die erfolgreiche Lebensbewältigung aller Behinderter, und auch des Anfallskranken, ist es aber erforderlich, daß er Art und Umfang der Behinderung erkennt und die notwendigen Folgerungen in seine weitere Lebensplanung einbezieht. Hier stellt sich für den behandelnden Arzt eine wesentliche sozialtherapeutische Aufgabe. Er muß durch Aufklärung und Entscheidungshilfen dem Patienten ermöglichen, eigenverantwortlich abzuschätzen, welche Risiken berücksichtigt werden müssen. Ausdrücklich sei betont, daß auch der

Behinderte sein eigenes Leben eigenverantwortlich führen muß. Entscheidungen können ihm weder aufgezwungen noch abgenommen werden. Er kann und muß jedoch intensiv beraten werden, insbesondere auch über die notwendigen Maßnahmen im beruflichen und privaten Bereich.
Nur so ist die Integration der Behinderten möglich; nur durch die Realität der voll integrierten Behinderten wird dem immer noch nicht ausgerotteten Vorurteil der Boden entzogen, daß die Epilepsie eine zur Verblödung führende Geisteskrankheit sei (A. MATTHES).
Das vorliegende Buch faßt die Beiträge und Diskussionsergebnisse eines Symposions zusammen, welches am 23. 4. 1983 im Nervenkrankenhaus Bayreuth stattgefunden hat. Es will ganz gezielt Hilfestellung geben, den Anfallskranken in der ärztlichen Sprechstunde gerecht werden zu können. Der Ansatz ist interdisziplinär, der Bogen weit gespannt, jeder einzelne Beitrag aber für die praktische Arbeit von erheblicher Bedeutung.
Jedem Arzt, der Anfallskranke zu behandeln hat, wird dieses Werk hilfreich sein, tägliche Aufgaben zu bewältigen. Deshalb wünsche ich dem Buch eine weite Verbreitung.

Literatur

1. MATTHES A (1975) Epilepsie. Diagnostik und Therapie für Klinik und Praxis. Thieme, Stuttgart
2. SCHULTE W (1964) Der Anfallskranke und die Gesellschaft. In: SCHULTE W (Hrsg.) Epilepsie und ihre Randgebiete in Klinik und Praxis. Lehmann, München

Methoden und neue Erkenntnisse der Grundlagenforschung in der Epileptologie

J. VIETH

Beim epileptischen Anfall ist das Gleichgewicht zwischen Erregung und Hemmung zugunsten der Erregung gestört. Dies kann durch Verminderung der Hemmung, also durch Disinhibition oder durch Vermehrung der Erregung, durch Fazilitation zustande kommen. Bei der Verhinderung von Anfällen spielt das GABA-Hemmsystem eine wichtige Rolle. Zu unterschiedlichen Epilepsieursachen gehören unterschiedliche Entstehungsmechanismen.

Die im EEG sichtbaren Epilesiezeichen sind mit intrazellulären Ereignissen korrelierbar.

Der einzelne Anfall hinterläßt keine sichtbaren bleibenden Schäden. Bei einem Status epilepticus sind schwere Schäden sicher.

Die experimentelle Grundlagenforschung der Epileptologie hat 3 methodische Schwerpunkte. Sie liegen im Bereich der *Neuroanatomie*, der *Neurobiochemie* und der *Neurophysiologie*. Diese 3 Gebiete überlappen sich derart, daß sie nicht getrennt betrachtet werden können. Es sollen deswegen die für die Klinik wesentlichen Grundlagen bei allen 3 Gebieten herausgestellt werden, wobei das elektrophysiologische Gebiet führt, weil hier die Funktion zeitgetreu, also im msec-Bereich, meßbar ist. Weder bei der Morphologie noch bei der Biochemie gewinnt man Ergebnisse in Echtzeit.

Beim epileptischen Anfall wird im Gehirn das normale Verhältnis von neuronaler Erregung zu Hemmung zugunsten der Erregung verändert, entweder durch Erregungssteigerung oder durch Verminderung der Hemmung (VIETH 1977). Deswegen sollen zuerst die Grundprinzipien neuronaler Hemmung und Erregung am Beispiel der kortikalen Pyramidenzelle, der funktionellen Effektorzelle im Kortex, mit ihren funktionell verknüpften Interneuronen dargestellt werden, um dann jeweils auf die pathophysiologischen Verhältnisse bei der Epilepsie zu kommen.

4

Der neuronale Zufluß zur Pyramidenzelle geschieht über den sogenannten Dendritenbaum mit seinen von anderen Neuronen stammenden, bis zu 15000 möglichen Übertragungsstellen, den sogenannten Synapsen, wobei die erregenden Synapsen somafern und
die hemmenden Synapsen somanah sitzen. Die ausgehende Information läuft über das vom Zellkörper wegführende Axon (CRAGG
1967).

Als Folge eines eintreffenden Aktionspotentials auf einer ankom-
menden Nervenfaser wird an zahlreichen anatomischen Verzwei-
gungen aus Vesikeln Transmitterstoff in den synaptischen Spalt frei-
gesetzt. Diese Vesikel sind in den Endknöpfchen am synaptischen
Spalt angehäuft und mit Transmitterstoff angefüllt.

Durch den über den synaptischen Spalt hinüber diffundierenden
Transmitterstoff werden die Eigenschaften der postsynaptischen
Zellmembran derartig verändert, daß lokal ein Potential entsteht,
das in Abhängigkeit von der Art des Transmitterstoffes entweder er-
regend oder hemmend wirkt. Die so im Dendritenbaum zahlreich an
verschiedenen Stellen entstehenden postsynaptischen Potentiale
werden zum Soma hin elektrisch weitergeleitet, wo sie entsprechend
der Entfernung ihres Entstehungsortes zu verschiedenen Zeiten und
mit unterschiedlichen Amplituden summiert eintreffen. Die Summe
der erregenden Potentiale versuchen das Membranpotential der Entladungsschwelle im Soma anzunähern, während die somanah entstehenden summierten hemmenden Potentiale versuchen, die erre-
gend wirkende Depolarisation zu vermindern oder aufzuheben
(ECCLES 1964; RALL 1967).

Diese Zusammenhänge sind nur durch die Registrierung der intrazellulären Potentiale zu erkennen. Dies geschieht mit Hilfe von Glas-
pipetten mit sehr feinen offenen Spitzen, die man versucht, in das
Soma der Zelle einzustechen. Sie sind mit einer dem Zellinneren entsprechenden Elektrolytlösung gefüllt, über die dann ein hochemp-
findlicher Spezialverstärker angeschlossen ist (NEHER 1974; PURVES
1981; RYALL und KELLY 1978).

Abb.1 zeigt die Folge eines elektrischen Reizes. Er führt zu der
gleichzeitigen Aktivierung von sehr vielen hemmenden Zellen, die
auf die abgeleitete Pyramidenzelle konvergieren und dort ein hemmendes postsynaptisches Potential, ein **IPSP** erzeugen. Die Mem-

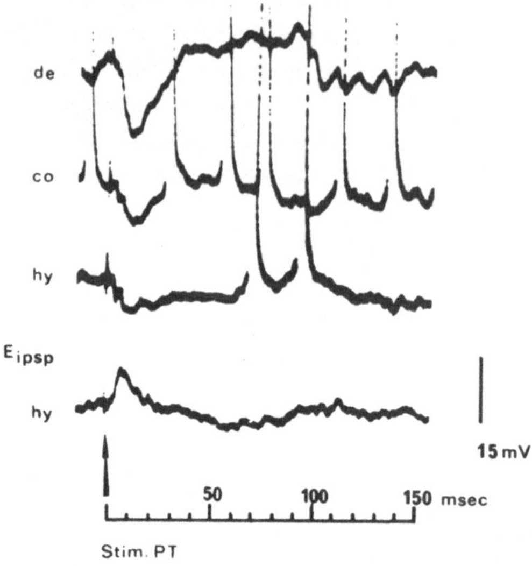

Abb. 1. Intrazelluläre Ableitungen aus Pyramidenzellen des sensomotorischen Kortex der Katze. Evozierte Hyperpolarisation ausgelöst durch einen antidromen elektrischen Reiz (markiert durch Pfeil) im Pyramidaltrakt. co: Kontrollableitung, de: Ableitung bei künstlicher Depolarisation, hy: Ableitung bei künstlicher Hyperpolarisation. E_{ipsp}: deutet an, daß bei der stärkeren Hyperpolarisation das IPSP-Gleichgewichtspotential überschritten worden ist. Die einzelnen Registrierungen wurden ohne Bezug auf die absolute Potentialhöhe angeordnet (aus: VIETH et al. 1974)

bran wird während dieser Zeit hyperpolarisiert. Das aktuelle Membranpotential wird von der Aktionspotentialschwelle entfernt. Die Aktivität der Zelle ist gehemmt (s. Abb. 1 co).

Gleichzeitig ist ein weiterer interessanter Befund dargestellt, der methodisch dadurch erhalten wurde, daß über die Ableiteelektrode ein Strom in die Zelle injiziert wurde, entweder ein die Membranspannung verringernder, also depolarisierender Strom (s. Abb. 1 de) oder ein die Membranspannung erhöhender, also hyperpolarisierender Strom (s. Abb. 1 hy). Dadurch wird es möglich, das seinem Gleichgewichtspotential zustrebende hemmende postsynaptische Potential zu demaskieren.

Dasselbe gilt für den zeitlich dem IPSP folgenden Abschnitt, eine

6

Disinhibition, eine Wegnahme von Hemmung. Sie und das IPSP sind die Folge der in Abb. 2 dargestellten Tätigkeit hemmender Zwischenneurone. Man erkennt nach einer anfänglichen Entladungsserie eine deutliche Entladungspause. Sie bedeutet eine Unterbrechung der Hemmung, eine Disinhibition, wie sie in Abb. 1 durch Strominjektion gezeigt wird (VIETH et al. 1974).

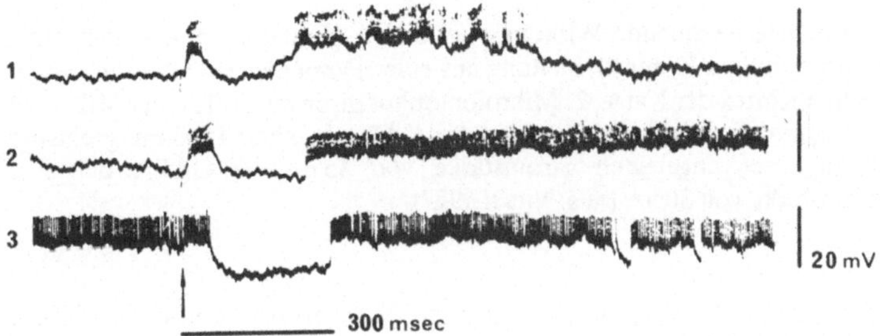

Abb. 2. Ableitung aus einem Zwischenneuron des sensomotorischen Kortex der Katze mit der Antwort auf einen elektrischen Einzelreiz (markiert durch Pfeil) im ipsilateralen Nucleus caudatus. 1: Registrierung unmittelbar nach Ableitebeginn, 2: 1 min nach Ende von 1, 3: 2½ min nach Ende von 1 (aus: VIETH et al. 1974)

Der stärkste und am häufigsten vorkommende hemmende Transmitterstoff im Kortex ist die Gammaaminobuttersäure, kurz GABA genannt (KANIG 1973; PHILLIS 1970). Aus verschiedenen Untersuchungen geht deutlich hervor, daß das GABA-Hemmsystem auch eine entsprechende Rolle bei der Verhinderung epileptischer Anfälle spielt (KLEE et al. 1982; KROGSGAARD-LARSEN et al. 1979; MANDEL und DEFEUDIS 1979; MORSELLI et al. 1981). Wenn dieses System entweder chemisch durch GABA-Antagonisten (HEYER et al. 1982; KLEE et al. 1982; MORSELLI et al. 1981) oder durch andere Maßnahmen (RIBAK et al. 1979; RIBAK und REIFFENSTEIN 1982) gestört wird, kommt es zu Anfällen. Auch die gute Wirkung GABAerger Antiepileptika ist ein weiterer Hinweis (HARRER und HARRER 1978; KUGLER 1974).

7

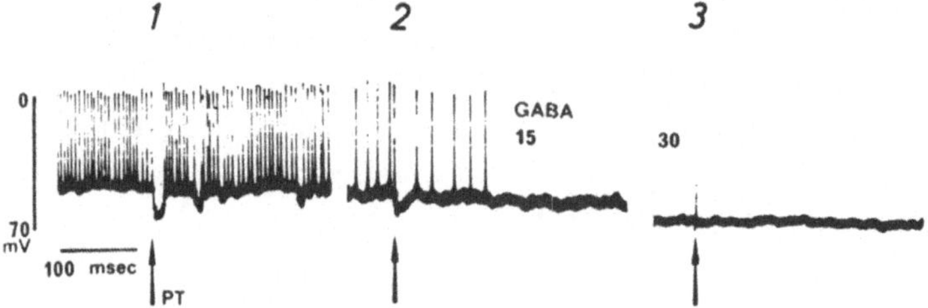

Abb. 3. Die hemmende Wirkung von GABA (Gamma-amino-Buttersäure).
1: intrazelluläre Kontrollableitung aus einer Pyramidenzelle des sensomotorischen Kortex der Katze, 2: Mikroiontophoretisch mit Hilfe einer Mikroviel-
fachelektrode an die Zelle gebrachtes GABA in einer Dosierung entsprechend einer angelegten Stromstärke von 15 nA, 3: GABA bei einer
Stromstärke von 30 nA (aus: VIETH 1977)

Abb. 3 zeigt die GABA-Wirkung auf Membranpotential und Entla-
dungsrate einer kortikalen Pyramidenzelle der Katze. Der Transmitterstoff wurde durch Anlegen einer elektrischen Spannung an eine
mit dem in Wasser ionisierten Transmitter gefüllte Mikropipette direkt an die abgeleitete Zelle und ihre somanahen Synapsen gebracht.
Fünf dieser Mikropipetten sind in einem 5er Bündel mit der intrazellulären Ableiteelektrode zusammengeklebt. So kann gleichzeitig intrazellulär abgeleitet und bis zu fünf verschiedene Stoffe extrazellulär verabreicht werden (PURVES 1981; RYALL und KELLY 1978). Man
sieht deutlich den hyperpolarisierenden, den hemmenden Effekt.
Die Aktionspotentialhäufigkeit nimmt bei steigender Dosis ab. Das
durch einen elektrischen Reiz evozierte IPSP wird dabei immer kleiner, bis es schließlich ganz verschwindet; denn GABA hat den Po-
tentialwert bereits eingestellt, dem auch das IPSP zustrebt (VIETH
1977).
Elektrophysiologische Untersuchungen an isolierten („in vitro")
Hirnschnitten stellen eine neuere Methode dar. Sie ist auch im Hinblick auf die veröffentlichte Diskussion über Tierexperimente inter-
essant, da hierbei das Tier lediglich als Spender dient und nicht mehr
selbst im Experiment sich befindet (KERKUT und WHEAL 1981). Es
werden etwa zehn ca. 500 μ dicke Schnitte des Gehirns, hier aus dem
Ammonshorn der Ratte, ähnlich wie eine Gewebekultur in einer Lö-

sung über viele Stunden lebend erhalten. Aus einzelnen Schnitten werden dann extrazelluläre Feldpotentiale oder intrazelluläre Potentiale abgeleitet. Die örtlichen Nervenzellverschaltungen sind dabei erhalten. Die Ein- und Ausgangsverbindungen zu umliegenden Gebieten sind natürlich abgetrennt, was häufig vom experimentellen Ansatz her sogar wünschenswert ist (HOJA 1982). Abb. 4 zeigt ein Beispiel einer Modell-Epilepsie. Deutlich sieht man in B gegenüber der Kontrollableitung in A unter Penicillin die starke Zunahme der Summenaktionspotentiale, vor allem nach dem 2. Reiz.

Wie es nun bei der Entstehung eines Anfalls zum Überwiegen der Erregung, zum Erreichen der Krampfschwelle kommt, ist weitge-

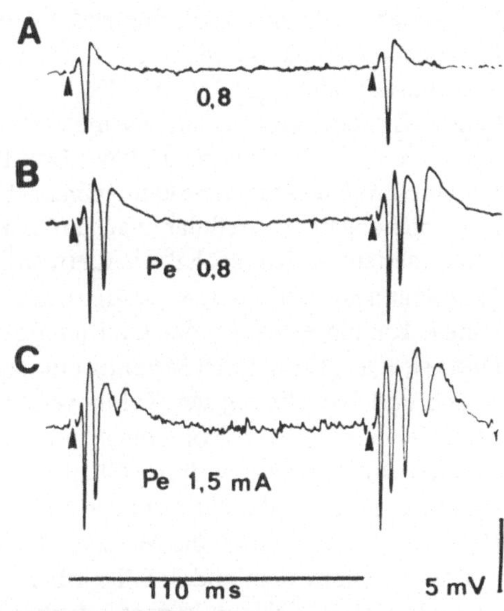

Abb. 4. Extrazellulär abgeleitete elektrische Summenfeldpotentiale aus der Pyramidenzellschicht eines („in vitro") Dünnschichtgewebsschnittes des Ammonshornes (Hippocampus) der Ratte. Dreiecke markieren den Zeitpunkt von elektrischen Einzelreizen mit der in mA angegebenen Stromstärke. A: Kontrollableitung, B und C: Ableitung während das Versorgungsmedium pro ml 1000 I.E. Penicillin enthielt (aus: HOJA 1982)

hend ungeklärt. Es wurde schon erwähnt, daß zum Erreichen der Krampfschwelle sowohl eine Erregungssteigerung als auch eine Verminderung der Hemmung führen kann. Augenscheinlich ist es so, daß zu unterschiedlichen Ursachen auch unterschiedliche Entstehungsmechanismen gehören.

Für die Verminderung oder Aufhebung von Hemmung, also für eine Disinhibition, ist das Entstehen von Anfällen unter einer Hypoglykämie ein gutes Beispiel.

Die erhöhte Anfallsbereitschaft beruht hierbei auf einer Verschiebung in Richtung auf die Aktionspotentialschwelle des Potentialwertes hin, dem hemmende postsynaptische Antworten zustreben. Dies zeigt Abb. 5 schematisch am Beispiel der durch einen Reiz ausgelösten Hemmung. So wirken hemmende synaptische Zuflüsse zur kortikalen Pyramidenzelle nur noch unzureichend, eventuell überhaupt nicht mehr hyperpolarisierend auf die Membran und somit hemmen sie die Zellaktivität auch nicht mehr (VIETH 1977). Diese Potentialverschiebung hängt mit dem unter Hypoglykämie stark erhöhten Gewebs-NH4-Gehalt zusammen (LLINAS et al. 1974; LORACHER und LUX 1974; LUX et al. 1967; LUX 1971).

Für eine Erregungszunahme kann man nach einer ganzen Reihe von Untersuchungen extrazellulär angehäuftes Kalium, aber auch einen verminderten Kalziumgehalt verantwortlich machen. Die von TRACHTENBERG und POLLEN (1970), sowie von KUFFLER (1967) vermutete Kaliumregulation der Glia im Anfall ist erst kürzlich von DIETZEL et al. (1983) durch Messung mit ionensensitiven Mikroelektroden und Berechnung der Kaliumverschiebungen bestätigt worden. Die allerdings 1970 von POLLEN und TRACHTENBERG vermutete Kaliumregulationstörung durch Glianarbengewebe als Ursache für die Entstehung von Anfällen ist nach Untersuchungen von LUX und HEINEMANN (1978) durch die Messung der effektiven Ionenkonzentrationen in normalem und in Glianarbengewebe unwahrscheinlich geworden. Dem Kalzium kommt offenbar für die Entstehung eine wichtige Rolle zu; denn das Absinken der Kalziumkonzentration kann der Erregbarkeitssteigerung vorausgehen. So scheint es also, daß kalziumabhängige Mechanismen bei der Entstehung von Anfällen beteiligt sind (LUX und HEINEMANN 1978; HEINEMANN et al. 1978).

10

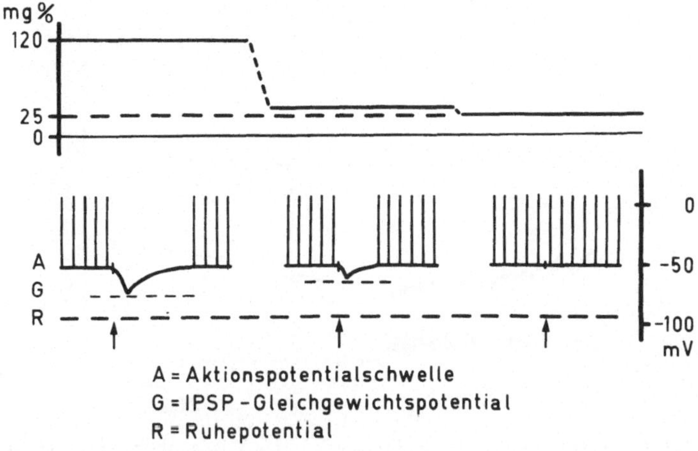

Abb. 5. Schematische Darstellung der Wirkung von Hypoglykämie auf evozierte hemmende postsynaptische Potentiale (IPSP) im sensomotorischen Kortex der Katze (aus: VIETH 1977)

Abb. 6 zeigt eine Registrierung aus einem Penicillinfokus während eines Anfalls. In der unteren Spur ist die starke neuronale Feldpotentialaktivität abgebildet, darüber das Absinken des Kalzium und darüber der Anstieg des Kalium.
Die Beendigung eines Anfalls ist nicht, wie zu erwarten, durch die starke extrazelluläre Kaliumanhäufung bedingt, mit der Folge einer starken Depolarisation und dadurch der Inaktivierung des Aktionspotentialmechanismus, ähnlich der Wirkung depolarisierender Relaxantien. Dieser Vorgang beendet den Anfall nicht. Die Beendigung ist vielmehr durch einen aktiven Vorgang bedingt, der Kalium wieder in die Zelle bringt und so eine Hyperpolarisation bewirkt, wie ebenfalls vor kurzem HEINEMANN et al. (1978) gefunden haben. Ein weiterer Grund für die Beendigung des Anfalls dürfte auch der durch den Atemstillstand hervorgerufenen CO_2-Anstieg sein. Auch er bewirkt eine Hyperpolarisation (SPECKMANN und CASPERS 1969). Sieht man vom geklärten Ammoniummechanismus ab, so taucht die Frage auf, wie nun schließlich der erste Schritt passiert, wie es zum Absinken des Kalzium oder zum Anstieg des Kalium kommt. Bisher ist hierzu nichts bekannt.

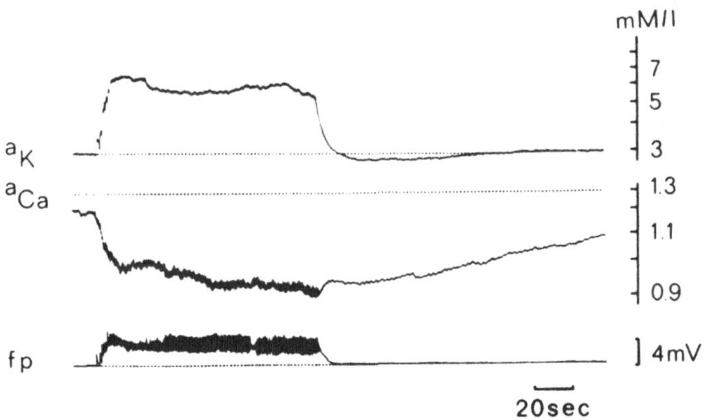

Abb. 6. Veränderungen der Kalium- (aK), der Kalziumkonzentration (aCa) und des gleichstromregistrierten Summenfeldpotentials (fp) in einem durch lokale Penicillingabe auf den Kortex bewirkten epileptischen Fokus im sensomotorischen Kortex der Katze während eines durch elektrische Folgereize hervorgerufenen epileptischen Anfalls. aK und fp wurden 200 µ unter der Hirnrindenoberfläche registriert (aus: HEINEMANN et al. 1978)

Verläßt man nun die ionale Ebene und stellt die Frage im Bereich der Transmitter, so kommt man erneut an eine Grenze. Hier fand man jedoch, daß das für die Verhinderung epileptischer Anfälle so wichtige GABA-Hemmsystem in epileptischen Foci gestört sein kann. RIBAK et al. fanden 1979, daß GABAerge synaptische Nervenendigungen in epileptischen kortikalen Foci stark vermindert sind. Ein derartiger Verlust kann als Ursache für eine fokale Anfallsentstehung sehr gut in Frage kommen. Erst kürzlich fanden RIBAK und REIFFENSTEIN (1982) ebenfalls einen starken Verlust an hemmenden Synapsen in chronisch neuronal isolierten Kortexstückchen, die epileptisch aktiv waren. Wie es jedoch zu diesem Synapsenverlust kommt, ist unbekannt.

Wird nun bei der Entstehung eines Anfalls die Hemmung vermindert, also die Erregung immer stärker, kommt es nicht etwa zu einer „hemmungslosen" Erregung, sondern auf Grund der Verschaltung erregender und hemmender Neurone zunächst örtlich begrenzt zu einem synchronen Abwechseln von Erregung und Hemmung.

Diese synchronen Rhythmen können bei Steigerung des Prozesses an Stärke immer mehr zunehmen, bis ein um diesen Bereich herum aufgebauter Hemmwall durchbrochen wird, wodurch es zum generalisierten Anfall kommen kann (SPENCER und KANDEL 1969).

Handelt es sich um einen zerebralen Krampfanfall mit kortikaler Beteiligung, muß während des Anfalls dieses rhythmische Erregungsmuster im EEG nachweisbar sein. Das heißt auch umgekehrt, wenn ein subkortikales Gebiet isoliert einen epileptischen Anfall durchmacht, muß dies im EEG nicht zu sehen sein.

Abb. 7 zeigt dafür ein deutliches Beispiel. Nur die unteren 3 EEG-Ableitungen sind vom Katzenkortex. Die 6 darüber liegenden Spuren sind aus der Tiefe des Gehirns abgeleitet worden. Die einzelnen nebeneinanderliegenden Streifen sind von links nach rechts unter steigender Dosis eines Serotoninspeicher leerenden Betarezeptorenblockers abgeleitet worden. Man sieht ganz deutlich, daß bereits bei einer niedrigeren Dosis nur das Gebiet in der 1. Spur, der Nucleus amygdalae, seinen epileptischen Anfall absolviert, ohne eine Generalisation auszulösen. Erst später, bei etwa der doppelten Dosis, kommt es, offenbar ausgelöst vom Kortex, zur Generalisation auch in den anderen Gebieten, wobei die Beteiligung in der Spur 1 ausgesprochen dürftig ist. Hier war ja auch schon der Anfall abgelaufen (VIETH und PREISS 1966).

Wie ein Anfall abläuft, hängt entscheidend von der vorhandenen Neuronenverschaltung ab. So sind abhängig vom Ausgangsgebiet und vom Reifegrad des Gehirns neurophysiologisch und klinisch verschiedene Anfallsformen zu unterscheiden. Hier sollen nur 3 vom EEG her deutlich unterscheidbare Gruppen erwähnt werden, nämlich die Absence mit ihrem typischen Spike-Wave-Muster, der große Anfall und die im Intervall-EEG auftretenden spitzen Wellen oder steilen Potentiale.

Abb. 8 zeigt das typische „Spike-Wave"-Muster einer Petit mal-Entladung. Beim Vergleich von EEG und Mikroableitung sieht man deutlich, wie jeder „Spike" im EEG (hier jeweils die obere Spur) einer Erregung in der Zelle und wie jede „Wave" einer Hemmung entspricht. Übrigens ist dies ein typisches Beispiel dafür, daß die Anatomie der Zelle (palisadenartige Anordnung der Pyramidenzellen) und

13

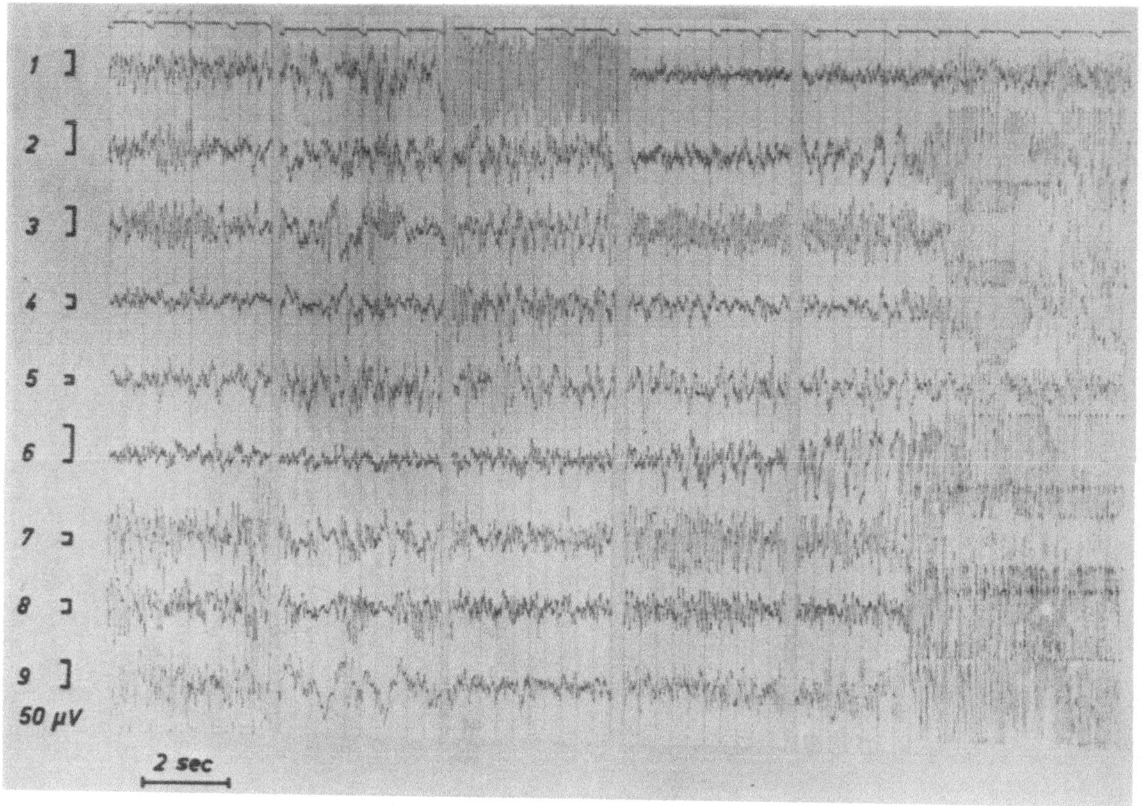

14

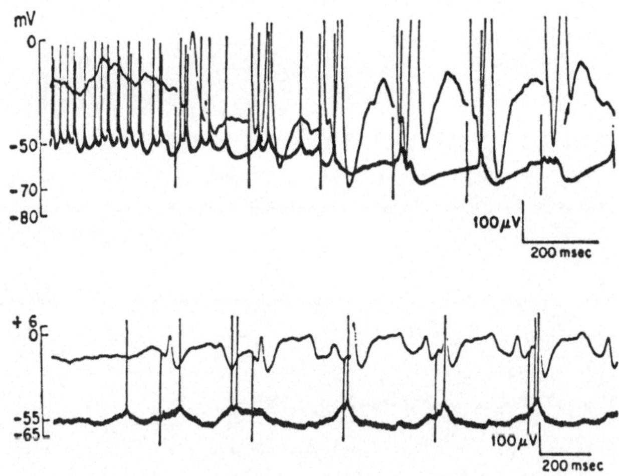

Abb. 8. „Spike-Wave"-Muster. Intrazelluläre Ableitung aus dem motorischen Kortex der Katze (untere Spur), Elektrokortikogramm (obere Spur) (aus: POLLEN 1964)

die räumliche Verteilung der Synapsen am Soma und am Dendritenbaum (erregende Synapsen = somafern; hemmende Synapsen = somanah) entscheidend dafür sind, was man als EEG registriert; denn sowohl Erregung als auch Hemmung führen zu einem negativierenden Potential.

Die intrazellulär gemessene Aktivität bei einem großen Anfall ist in Abb. 9 zu sehen, zusammen mit dem EEG-Summenpotential (hier jeweils die untere Spur). Der Anfall beginnt auch hier mit der erwähnten Rhythmik ‚Erregung – Hemmung'. Dann wird in diesem Beispiel die Zelle derartig stark depolarisiert, daß der Aktionspoten-

---

◄ **Abb. 7.** Wirkung von Prenylamin auf kortikale und subkortikale Abschnitte des Katzengehirns bei „encéphale isolé" Präparation in Abhängigkeit von der Dosis. Von links nach rechts lagen folgende Konzentrationen vor: 0 mg/kg; 3 mg/kg; 6,5 mg/kg; 8,5 mg/kg; 11 mg/kg. 1: Nucl. amygdalae, 2: Septum pellucidum, 3: Nucl. medialis dorsalis thalami, 4: Hypothalamus, 5: Hippocampus rostralis, 6: Formatio reticularis (Nucl. reticularis mesencephali), 7–9 sensomotorischer, parietaler und okzipitaler Kortex (aus: VIETH und PREISS 1966)

15

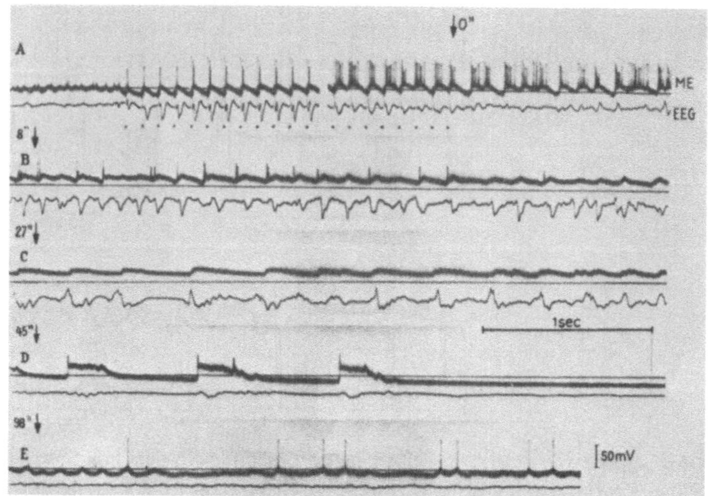

Abb. 9. „Grand mal"-Anfall. Intrazelluläre Ableitung aus dem motorischem Kortex der Katze (obere Spur) und Elektrokortikogramm (untere Spur) während eines durch Bemegrid und durch elektrische Folgereize im Thalamus hervorgerufenen großen Anfalls. Bei der intrazellulären Ableitung ist die mittlere Membranspannung vor Anfallsbeginn als Linie durchgehend gezeichnet (aus: GLÖTZNER und GRÜSSER 1968)

tialmechanismus inaktiviert wird. Erst nach ca. 45 sec (im Streifen D) wird die Depolarisation weniger und weicht schließlich einer vorher schon erwähnten, den Anfall beendenden Hyperpolarisation. Erst nach rund 100 sec (in E) ist die Ausgangsituation der Zelle fast wieder erreicht.

Die im Intervall zwischen den Anfällen im EEG sichtbaren Zeichen der Krampfbereitschaft entsprechen auf zellulärem Niveau intermittierend auftretend Depolarisationswellen mit entsprechender Erregung, wie in Abb. 10 zu sehen ist.

Es taucht immer wieder die Frage auf, wie gefährlich der einzelne epileptische Anfall selbst ist, sieht man einmal von den sekundären Folgen durch das mögliche Hinstürzen ab. Gibt es morphologisch bleibende Schäden?

Die normale zerebrale Durchblutung wechselt bereits mit der funk-

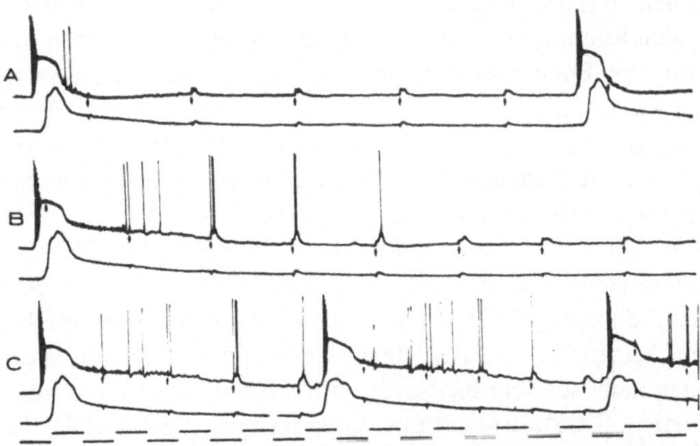

Abb. 10. Spitze Wellen entsprechend Intervall-EEG. Intrazelluläre Ableitung aus dem motorischem Kortex der Katze (obere Spur) und Elektrokortiko-gramm (untere Spur). Zeiteichung: 100 msec (aus: AYALA et al. 1970)

tionellen Aktivität des Gehirns je nach Bedarf durch die bekannte Eigenregulation (HERRSCHAFT 1975; MCHEDLISHVILI et al. 1970). Epileptische Tätigkeit führt dann zu einem stark erhöhten Stoffwechsel und damit auch zu einem höheren Energiebedarf und damit zu einer stark erhöhten Durchblutung, wie schon verschiedentlich festgestellt werden konnte (PLUM et al. 1968; MEYER et al. 1966; MCHEDLISHVILI et al. 1970). Wegen des hohen Energiebedarfs kann es sogar zu einem Art Eigen-„steal-syndrome" kommen, also zu einer relativen Mangeldurchblutung, was durch Gewebs-Sauerstoff-Messung festgestellt werden konnte (MEYER und PORTNOY 1959). Die Stoffwechselbelastung kann so groß sein, daß der Kortex sogar während des Anfalls an energiereichen Phosphaten verarmt (MCCANDLESS und SCHWARTZENBURG 1982).

Als Zeichen des stark erhöhten Stoffwechsels konnten ultrastruktu-relle morphologische Zeichen festgestellt werden. Weitergehende, etwa bleibende Schäden konnten bisher jedoch nicht gefunden wer-den. MÖLBERT et al. (1967) fanden im Zytoplama an den Mitochon-drien Zeichen eines erhöhten Ribonukleinsäure-Transports. Als Zei-chen der starken synaptischen Aktivität fanden sie an axosomatischen Nervenendigungen, also an hemmenden Synapsen, eine Vakuolisierung und eine Verminderung der synaptischen Vesikeln, also eine Entleerung der Speicher. Somaveränderungen waren übrigens auch an Gliazellen sichtbar, was auf ihre deutliche Beteiligung am Anfallsgeschehen hinweist. Andere Autoren (BRENNAN et al. 1972) fanden dagegen keine Veränderungen. Jedenfalls wurden *keine irreversible Veränderungen* gefunden.

Ein *Grand mal-Status epilepticus* ist dagegen sehr gefährlich. Der Status stellt einen neurologischen Notfall dar. Es gilt die empirisch gefundene Regel, den Status so schnell wie möglich zu unterbrechen, auf keinen Fall ihn aber länger als 60 min andauern zu lassen, will man nicht schwere bleibende Hirnschäden oder sogar den Tod riskieren (DELGADO-ESCUETA und BAJOREK 1982). Die Letalität schwankt bei den verschiedenen Angaben von 5–50% (zitiert nach DELGADO-ESCUETA und BAJOREK 1982).

Schwere Schäden wurden auch in Tierversuchen festgestellt, bei denen durch die künstliche kontrollierte Beatmung alle metabolischen Nebenwirkungen ausgeschaltet waren. Vor allem traten Schäden auf im limbischen System, im Kleinhirn, im Thalamus und in der Pyramidenzellschicht des Kortex. Diese Schäden sind als Folge des vorhin schon erwähnten „steal-syndrome" anzusehen, das beim Status nur wesentlich mehr zum Tragen kommt. Darüber hinaus steigen eine ganze Reihe anderer Stoffe bis zu toxischen Werten an, so daß es dadurch zu einem Hirnödem kommt. Durch eine Laktatazidose steigt der Liquordruck an. Die anfängliche Hyperglykämie wird von einer Hypoglykämie abgelöst. Es gibt noch eine ganze Reihe weiterer Stoffwechselentgleisungen mit der Folge von schweren bleibenden Schäden, die alle nahe legen, einen Status epilepticus so schnell wie möglich zu beenden (DELGADO-ESCUETA und BAJOREK 1982).

Literatur

1. AYALA GF, MATSUMOTO H, GUMNIT RJ (1970) Excitable changes and inhibitory mechanisms in neocortical neurons during seizures. J Neurophysiol 33: 73–85
2. BRENNAN RW, PETITO CK, PORRO RS (1972) Single seizures cause no ultrastructural changes in brain. Brain Res 45: 547–579

18

3. CRAGG BG (1967) The density of synapses and neurones in the motor and visual areas of the cerebral cortex. J Anat 101: 639–654

4. DELGADO-ESCUETA AV, BAJOREK JG (1982) Status epilepticus: Mechanisms of brain damage and rational management. Epilepsia 23: (Suppl 1) S29–S41

5. DIETZEL I, HEINEMANN U, LUX HD (1983) Mögliche Mechanismen der Elektrolyt-Regulation bei epilepsieartiger neuronaler Überaktivität. In: Dtsch. Sektion d. Intern. Liga gegen Epilepsie, Rundbrief 75, S. 26

6. ECCLES JC (1964) The physiology of synapses. Springer, Berlin Heidelberg New York

7. GLOETZNER F, GRUESSER OJ (1968) Membranpotential und Entladungsfolgen corticaler Zellen, EEG und corticales DC-Potential bei generalisierten Krampfanfällen. Arch Psychiat Nervenkr 210: 313–339

8. HARRER G, HARRER H (1978) Zur Therapie der Epilepsie mit Natriumvalproinat mit besonderer Berücksichtigung der Vigilanz und der Blutgerinnung. Labaz Erfolg durch Forschung Heft 1

9. HEINEMANN U, LUX HD, GUTNICK MJ (1978) Changes in extracellular free calcium and potassium activity in the somatosensory cortex of cats. In: CHALOZONITIS N, BOISSON M (eds) Abnormal neuronal discharges. Raven Press, New York p 329–345

10. HERRSCHAFT HF (1975) Die Regionale Gehirndurchblutung. Schriftenreihe Neurologie Band 15. BAUER HJ GÄNSHIRT H, VOGEL P (eds) Springer, Berlin Heidelberg New York

11. HEYER EJ, NOWAK LM, MACDONALD RL (1982) Membrane depolarization and prolongation of calcium-dependent action potentials of mouse neurons in cell culture by two convulsants: bicuculline and penicillin. Brain Res 232: 41–56

12. HOJA L (1982) Elektrophysiologische Ableitungen von isolierten Dünnschnitten des Hippocampus der Ratte. Diplomarbeit Biologie, Universtiät Erlangen/Nürnberg

13. KANIG K (1973) Einführung in die allgemeine und klinische Neurochemie. Fischer, Stuttgart

14. KERKUT GA, WHEAL HV (1981) Electrophysiology of isolated mammalian CNS preparations. Academic Press, London New York Toronto Sydney San Francisco

15. KLEE MR, LUX HD, SPECKMANN EJ (1982) Physiology and pharmacology of epileptogenic phenomena. Raven Press, New York

16. KROGSGAARD-LARSEN P, SCHEEL-KRÜGER J, KOFOD H (1979) Gabaneurotransmitters. Pharmacochemical, biochemical and pharmacological aspects. Munksgaard, Copenhagen

17. KUFFLER SW (1967) The Ferrier lecture. Neuroglial cells: physiological properties and a potassium mediated effect of neuronal activity on the glial membrane potential. Proc Royal Soc B 168: 1–21

18. KUGLER J (1974) Epilepsien – Behandlungsgrundsätze und spezielle Therapie mit Ergenyl. Labaz Erfolg durch Forschung Heft 1

19. Llinas R, Baker R, Precht W (1974) Blockage of inhibition by ammonium acetat: Action on chloride pump in cat trochlear motoneurons. J Neurophysiol 37: 522–532
20. Loracher C, Lux HD (1974) Impaired hyperpolarizing inhibition during insulin hypoglycaemia and fluoroacetate poisoning. Brain Res 69: 164–169
21. Lux HD (1971) Ammonium and chloride extrusion: Hyperpolarizing synaptic inhibition in spinal motoneurons. Science 173: 555–557
22. Lux HD, Heinemann U (1978) Ionic changes during experimentally induced seizure activity. In: Cobb WA, VanDvijn H (eds) Contemporary clinical neurophysiology (EEG Suppl. No. 34) Elsevier, Amsterdam
23. Lux HD, Loracher C, Neher E (1967) The action of ammonium on synaptic inhibition of cat spinal motoneurons. Exp Brain Res 11: 431–447
24. Mandel P, Defeudis FV (1979) Gaba-biochemistry and CNS functions. Plenum Press, New York London
25. McCandless DW, Schwartzenburg jr FC (1982) Audiogenic seizure-induced changes in energy metabolites in cerebral cortical and cerebellar layers. Epilepsia 23: 481–489
26. Mchedlishvili GI, Ingvar DH, Barmidze DG, Ekberg R (1970) Blood flow and vascular behavior in the cerebral cortex related to strychnine-induced spike activity. Exp Neurol 26: 411–423
27. Meyer JS, Gotoh F, Favale E (1966) Cerebral metabolism during epileptic seizures in man. Electroenceph Clin Neurophysiol 21: 10–22
28. Meyer JS, Portnoy H (1959) Post-epileptic paralysis. A clinical and experimental study. Brain 82: 162–185
29. Mölbert E, Baumgartner G, Ketelsen UP (1967) Elektronenmikroskopische Untersuchungen an der Großhirnrinde der Katze nach Elektrokrämpfen. Dtsch Zschr Nervenheilk 190: 295–315
30. Morselli PL, Lloyd KG, Löscher W, Meldrum B, Reynolds EH (1981) Neurotransmitters, seizures, and epilepsy. Raven Press, New York
31. Neher E (1974) Elektronische Meßtechnik in der Physiologie. Springer, Berlin Heidelberg New York
32. Phillis JW (1970) The pharmacology of synapses. Pergamon Press, London New York Paris
33. Plum F, Posner J B, Troy B (1968) Cerebral metabolic and circulatory responses to induced convulsions in animals. Arch Neurol 18: 1–13
34. Pollen DA (1964) Intracellular studies of cortical neurons during thalamic induced wave and spike. Electroenceph clin Neurophysiol 17: 398–404
35. Pollen DA, Trachtenberg MC (1970) Neuroglia: Gliosis and focal epilepsy. Science 167: 1252–1253
36. Purves RD (1981) Microelectrode methods for intracellular recording and ionophoresis. Academic Press, London New York Toronto Sydney San Francisco

37. RALL W (1967) Distinguishing theoretical synaptic potentials computed different soma-dendritic distributions of synaptic input. J Neurophysiol 30: 1138–1168
38. RIBAK CE, HARRIS AB, VAUGHN JE, ROBERTS E (1979) Inhibitory, GABAergic nerve terminals decrease at sites of focal epilepsy. Science 205: 211–214
39. RIBAK CE, REIFFENSTEIN RJ (1982) Selective inhibitory synapse loss in chronic cortical slabs: a morphological basis for epileptic susceptibility. Canad J Physiol Pharmacol 60: 864–870
40. RYALL RW, KELLY J S (1978) Iontophoresis and transmitter mechanisms in the mammalian central nervous system. Elsevier/North-Holland Biomedical Press, Amsterdam New York
41. SPECKMANN EJ, CASPERS H (1969) Verschiebungen des corticalen Bestandspotentials bei Veränderungen der Ventilationsgröße. Pflüg Arch ges Physiol 310: 235–250
42. SPENCER WA, KANDEL ER (1969) Synaptic inhibition in seizures. In: JASPER HH, WARDr A, POPE A (eds) Basic mechanisms of the epilepsies. Little Brown, Boston p 575–603
43. TRACHTENBERG MC, POLLEN DA (1970) Neuroglia: Biophysical properties and physiologic function. Science 167: 1248–1252
44. VIETH J (1977) Neurophysiologische und neuropharmakologische Grundlagen zerebraler Krampfanfälle. Kopfklinik 2: 30–35
45. VIETH J, KNEISE U, KÄFERLEIN J (1974) Evozierte Enthemmung und Bahnungsminderung in corticalen Nervenzellen. Arch Psychiat Nervenkr 218: 271–290
46. VIETH J, PREISS D (1966) Weitere Untersuchungen zur Wirkung des Segontin auf das Zentral-Nerven-System. Arch int pharmacodyn 162: 283–302

Zur Genetik der Epilepsien

H.-D. Rott

Die Genetik der Epilepsien kann nur dann verstanden werden, wenn die Formalgenetik des multifaktoriellen Systems bekannt ist. Dieses Modell soll daher eingangs kurz dargestellt werden.

Mit der Entdeckung von Mendel (1866) war es möglich geworden, bestimmte *alternativ verteilte* phänotypische Merkmale auf Erbfaktoren zurückzuführen und deren Weitergabe mit den Mendel'schen Regeln zu beschreiben. Diese mendelistische Genetik wird bis heute im Biologieunterricht und im Medizinstudium breit dargestellt und wird in den Grundzügen allgemein beherrscht. Weniger bekannt ist dagegen, daß zur gleichen Zeit Galton (1865) biostatistische Methoden entwickelte und versuchte, die Variabilität und die Vererbung *quantitativer* Merkmale zu beschreiben. Er entwickelte anhand von Körperlängenmessungen bei Vätern und Söhnen die Begriffe der *Korrelation* und der *Regression* und wurde zum Begründer der *quantitativen Genetik.*

Das *multifaktorielle System* vereinigt beide Denkansätze: Es wird davon ausgegangen, daß derartig determinierte Merkmale – Beispiele sind Hautfarbe, Blutdruck und Intelligenz – von einer größeren Anzahl verschiedener Gene und außerdem auch von verschiedenen exogenen Faktoren beeinflußt werden. Die beteiligten Gene sind dabei jedes für sich als diskrete Einheiten anzusehen, die gemäß der Mendel'schen Regeln vererbt werden. In ihrer Gesamtheit führen sie jedoch zu Merkmalsstrukturen, die kontinuierlich verteilt sind; Klassifikationen sind willkürlich, im klinischen Bereich sind die Übergänge von gesund zu krank fließend. Das multifaktorielle System ist daher von der Kausalität her durchaus mendelistisch, von der Deskription her jedoch galtonistisch.

Epilepsien machen zwar primär den Eindruck eines alternativen Merkmals: Man hat Anfälle oder man hat keine. Bei der Diskussion um die Ursachen ist jedoch davon auszugehen, daß zwar jedes Hirn krampffähig ist, daß aber die Krampfbereitschaft unterschiedlich ist und individuell breit streut (KOCH 1955). Dabei wird deren Ausmaß offensichtlich multifaktoriell festgelegt. Bei diesem Zusammenspiel von Erbgut und Umwelt determiniert das gesamte Genom eine bestimmte „konstitutionelle" Reaktionsbereitschaft, die von exogenen Faktoren kurz- oder langfristig modifiziert werden kann. Wenn die Krampfbereitschaft dabei eine bestimmte Größe, einen Schwellenwert, überschreitet, kommt es zum Krampfanfall (Abb. 1). Erhöhte Krampfbereitschaft läßt sich auch ohne Anfall durch typische EEG-Muster nachweisen. Eine numerische Variable, die gestatten würde, das Ausmaß der Krampfbereitschaft in Zahlen auszudrücken, steht jedoch bis jetzt nicht zu Verfügung.

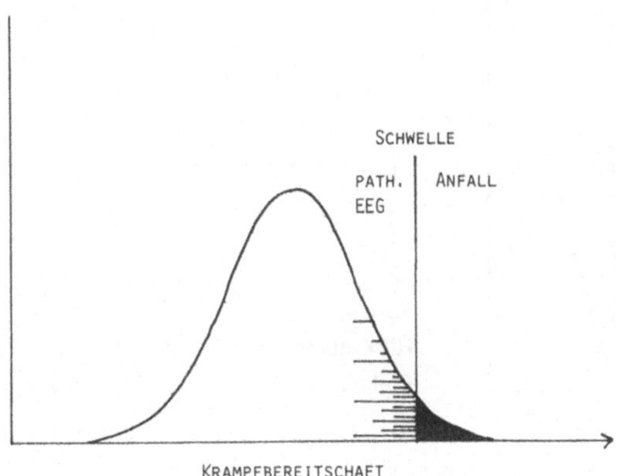

Abb. 1

Die Tatsache, daß die Krampfbereitschaft multifaktoriell determiniert wird, besagt jedoch nicht, daß auch jedes Krampfleiden so verursacht wird. Es können durchaus einzelne genetische oder exogene Faktoren so dominieren, daß sie im wesentlichen für das Anfallsleiden verantwortlich sind. In der Klinik spricht man in diesen Fällen von *symptomatischer Epilepsie*. Abb. 2 versucht, diesen Sachverhalt zu verdeutlichen. So existiert eine Reihe von monogenen Erbleiden, bei denen Krampfanfälle mit zur typischen Symptomatik gehören. Nach einer Zusammenstellung von ANDERSON (1982) wurden im letzten McKusick-Katalog (McKusick 1978) 28 autosomal dominante, 88 autosomal rezessive und 17 X-gebundene Leiden, also insgesamt 133 monogene Erbleiden mit Krampfanfällen aufgeführt. Daß jedoch auch hier neben dem Grundleiden die vorgegebene Krampfbereitschaft eine Rolle spielt, belegt die Tatsache, daß auch in diesen Gruppen durchaus nicht alle Patienten krampfen müssen. So treten Anfälle bei der tuberösen Sklerose in 88% aller Fälle auf (Gomez 1979), bei der Phenylketonurie in 25% bis 50% (Bickel u. Cleve 1967), bei der Neurofibromatose Recklinghausen in 12% (Crowe et al. 1956) und bei der Chorea Huntington nur zu 3% (Hayden 1981).

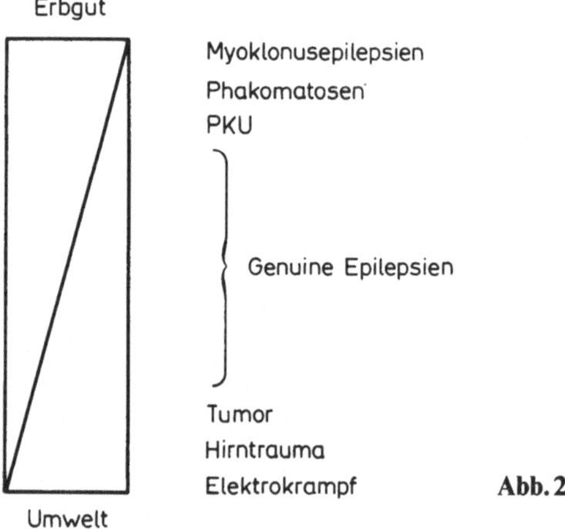

Abb. 2

Ähnlich ist die Situation bei denjenigen Formen, bei denen ein einzelner exogener Faktor die wesentliche Krampfursache darstellt. Auch hier ist davon auszugehen, daß bei gleicher Belastung der eine Organismus mit einem Krampfleiden reagiert, während ein anderes Hirn die Noxe noch toleriert. Daß auch in diesen Fällen eine vorgegeben erhöhte Krampfbereitschaft eine Rolle spielt, belegt die Tatsache, daß sich auch in Familien von Patienten mit einer *Residualepilepsie* vermehrt weitere belastete Familienmitglieder finden lassen. Die familiäre Belastung ist in solchen Sippen mit über 1% mehr als doppelt so hoch wie in der Durchschnittsbevölkerung (Übersicht bei Janz u. Beck-Mannagetta 1982).

In der Gruppe der *genuinen Epilepsien* läßt sich dagegen weder anamnestisch noch diagnostisch eine einzelne herausragende Noxe finden, die das Leiden allein erklären würde. Bei diesen Fällen muß angenommen werden, daß viele verschiedene Faktoren jeweils die
Krampfbereitschaft geringfügig erhöhen und daß die Summe all dieser Einzelwirkungen das Krampfleiden verursacht. Zwar ist anzunehmen, daß ein beträchtlicher Anteil dieser Faktoren eine genetische Basis hat, andererseits dürften kleinere exogene Läsionen wie
geringfügige geburtstraumatische Defekte oder Restfolgen von Vi-
rusinfektionen mit zerebraler Beteiligung mit eine Rolle spielen.
Zum Wesen der genuinen Epilepsie gehört jedoch, daß eine quantitative Abschätzung über den Anteil genetischer bzw. exogener Verur-
sachung im Einzelfall nicht möglich ist.

Für solche *multifaktoriell bedingte Krankheitsbilder* lassen sich nach
LENZ (1979) einige typische Kriterien formulieren, die auch für die
Epilepsien gültig sind:

1. Die familiäre Häufung entspricht nicht der Erwartung bei rezessi-
   ver oder dominanter Vererbung, sondern bleibt dahinter meist
   weit zurück.

   Bei den Epilepsien muß, soweit kein Grundleiden bekannt ist und
   das Leiden sporadisch auftritt, von einem Wiederholungsrisiko
   von 4–8% für Verwandte ersten Grades ausgegangen werden.

2. Die Häufigkeit der Krankheit in der Bevölkerung ist meist höher
   als die monogener Erbleiden.

   Epilepsien sind mit einer Häufigkeit von 0,5% in der Durchschnittsbevölkerung zehnmal häufiger als die Mukoviszidose, das
   häufigste monogene Leiden, das wir kennen.

3. Es gelingt nicht, einen einheitlichen molekularen Basisprozeß
   nachzuweisen oder auch nur wahrscheinlich zu machen.

   Bezeichnend ist in diesem Zusammenhang die Tatsache, daß chemisch völlig verschiedene Substanzen als antikonvulsive Medikamente verwendet werden, bei denen ein gemeinsamer biochemischer Wirkungsmechanismus ausgeschlossen werden kann.

4. Entscheidendes Kriterium der Krankheit sind vielmehr quantitative Abweichungen in Funktionen oder Merkmalen, die in der Bevölkerung eine breite Streuung zeigen. Nur willkürlich läßt sich
   eine Grenze zwischen krank und gesund ziehen.

Diese Aussage bezieht sich bei multifaktoriell bedingten Krankheitsbildern mit Schwellenwerteffekt auf die zugrundeliegende Variable und nicht auf das klinische Symptom, d. h. bei den Epilepsien auf die Krampfbereitschaft und nicht auf den Anfall selbst.

5. Die Manifestation der Krankheit hängt ab von Lebensalter, Geschlecht, endokrinen Einflüssen, Ernährung usw.

Wenn man nun ein solches multifaktorielles Geschehen annimmt, stellt sich die Frage nach der Art und dem Ausmaß der Einflußnahme der vermuteten Faktoren. Die Wirkung verschiedener exogener Faktoren, die die Krampfneigung fördern oder hemmen, ist relativ gut bekannt, dagegen sind unsere Kenntnisse im genetischen, biochemischen und physiologischen Bereich noch recht lückenhaft. Immerhin lassen sich auf verschiedenen diagnostischen Ebenen individuelle und von einander unabhängige Eigenschaften abgrenzen, die für sich keinen Krankheitswert haben und daher nicht als „Grundleiden" angesprochen werden können, die aber als disponierende Faktoren anzusehen sind.

Im *EEG* lassen sich verschiedene Formen erhöhter Krampfbereitschaft unterscheiden. Generalisierte bilaterale synchrone Spike-wave-Muster bei und auch ohne Hyperventilation, unregelmäßige Spike-wave-Komplexe nach Photostimulation, monomorphe Theta-Rhythmen und zentro-temporale Herde sind Korrelate verschiedener, voneinander unabhängiger Formen erhöhter Krampfbereitschaft (DOOSE 1981). Da diese EEG-Varianten familiär gehäuft auftreten, mendelnde Verhältnisse jedoch offensichtlich nicht vorliegen, wird auch für jeden dieser Typen ein multifaktorielles Geschehen mit wesentlicher Beteiligung genetischer Faktoren vermutet. Erwähnenswert ist in diesem Zusammenhang, daß bei der Maus eine audiogene Epilepsie bekannt ist, bei der kreuzungsanalytisch ebenfalls multifaktorielle Determination nachweisbar war.

Unter den gonosomal abnormen Chromosomenkonstitutionen sind das Klinefelter-Syndrom beim Manne und die Triplo-X-Konstitution der Frau mit einem deutlich vermehrten Auftreten pathologischer EEG-Befunde und mit leicht vermehrten manifesten Krampfanfällen verbunden (NIELSEN u. PEDERSEN 1969; PFEIFFER et al. 1967).

Über die Bedeutung einer *Heterozygotie* für ein autosomal rezessives Gen, das im homozygoten Zustand zu einem Krampfleiden führt, ist bisher nichts bekannt. Es ist jedoch vorstellbar, daß eine derartige genetische Konstitution ebenfalls die Krampfbereitschaft geringfügig erhöht (VOGEL u. PROPPING 1981). Bei Konduktorinnen für X-gebundene Leiden ist aufgrund der *Lyonisation* ein solcher Effekt erst recht zu erwarten.

Untersuchungen auf eventuelle Zusammenhänge mit serologischen Markern liegen kaum vor. Es wurde lediglich ein geringfügiges Überwiegen der Blutgruppe 0 bei Epileptikern beschrieben (VOGEL u. HELMHOLD 1972) und ein vermehrtes Vorkommen des Allels A7 des HLA-Systems bei Kindern mit Lennox-Syndrom (SMERALDI et al. 1976). Die untersuchten Kollektive waren jedoch in beiden Untersuchungen klein und die Befunde wurden nicht überprüft. Eine klinische Bedeutung kommt ihnen nicht zu.

Die weit überwiegende Mehrzahl wirksamer Faktoren dürfte nur mit den Methoden der Neurochemie und Neurophysiologie faßbar sein. In diesen Bereichen ist dann auch wahrscheinlich der Zusammenhang zwischen einem nachgewiesenen Faktor und einem verursachenden Gen leichter zu führen als bei denjenigen Faktoren, die sich im EEG abgrenzen ließen.

Als zweites stellt sich die Frage nach dem Anteil aller genetischen Faktoren bei der *Ätiologie der Epilepsien*. Während eine Abschätzung im Einzelfalle kaum möglich ist, läßt sich für Kollektive mit Hilfe von Zwillingsbeobachtungen und dem Vergleich der Konkordanz- und Diskordanzraten bei eineiigen (EZ) und zweieiigen (ZZ) Paaren eine Aussage machen. Da die Diskordanzen bei den EZ-Paaren nur umweltbedingt sein können, bei den ZZ-Paaren jedoch genetische wie Umweltfaktoren eine Rolle spielen, läßt sich der genetisch bedingte Anteil der Diskordanzen durch den H-Wert nach HOLZINGER (1929) wie folgt bestimmen:

$$H = \frac{\text{Diskordanzrate ZZ} - \text{Diskordanzrate EZ}}{\text{Diskordanzrate ZZ}}$$

Da nach KOCH (1967) 39% der EZ-Paare und 88% der ZZ-Paare diskordant sind, ergibt sich für die Epilepsien ein H-Wert von 0,57. Dieser Wert besagt nun jedoch nicht, daß die Epilepsien zu 57% erblich

bedingt seien, sondern daß die Diskordanzen, die bei zweieiigen Zwillingspaaren auftreten, zu 57% auf erbliche Unterschiede zurückgeführt werden können. Diese Art der Berechnung ist allerdings umstritten, da für die korrekte Berechnung einige Bedingungen erfüllt sein sollten, wie z. B. eine auslesefreie Erfassung der Paarlinge und eine eindeutige Eiigkeitsdiagnostik. Vorausgesetzt werden außerdem, daß EZ und ZZ das gleiche intrauterine Milieu und die gleiche Umweltvariabilität haben und daß die Zwillingssituation die Krampfbereitschaft nicht beeinflußt. (Eine ausführliche Kritik der Methode gibt FUHRMANN 1974). Da die genannten Voraussetzungen meist nicht vollständig erfüllt sind, sollte ein so errechneter Wert nicht überbewertet werden. Außerdem muß betont werden, daß der Holzinger-Index lediglich eine Gruppenaussage für ein bestimmtes Kollektiv zu einem bestimmten Zeitraum gestattet. Schlüsse auf den Einzelfall oder auf die Verhältnisse bei anderen Patientenkollektiven sind nicht zulässig. Da es sich bei diesem Wert um eine dimensionslose Größe handelt, bei der die Wirkung exogener Faktoren mit eingeht, läßt sich durch Veränderung der Umwelt die Relation zwischen genetischem und Umwelteinfluß verschieben.
Die Anwendung des multifaktoriellen Systems auf die Genese der Epilepsien besagt natürlich nicht, daß damit alle ätiologischen Probleme gelöst wären. Es will vielmehr als formalgenetisches Modell verstanden werden, auf dessen Basis sich genetische und pathogenetische Detailfragen besser diskutieren lassen.

Literatur

1. ANDERSON VE (1982) Family studies of epilepsy. In: ANDERSON VE, HAUSER WA, PENRY JK, SING CF (eds) Genetic basis of the epilepsies. Raven Press, New York, p 103–112
2. BICKEL H, CLEVE H (1967) Metabolische Schwachsinnsformen. In: BECKER PE (Hrsg) Handbuch der Humangenetik Vol V/2. Thieme, Stuttgart S 206–339
3. CROWE FW, SCHULL WJ, NEEL JV (1956) A clinical, pathological and genetic study of multiple neurofibromatosis. Charles C Thomas, Springfield, Ill.
4. DOOSE H (1981) Special problems of genetic counseling. In: GROSS-

SELBECK G, DOOSE H (eds) Epilepsy-problems of marriage, pregnancy, genetic counseling. Thieme, Stuttgart New York, p 98–103

5. FUHRMANN W (1974) Die formale Genetik des Menschen. In: VOGEL F (Hrsg) Handbuch der allgemeinen Pathologie. Vol. IX, Erbgefüge. Springer, Berlin Heidelberg New York, S 147–259

6. GALTON F (1865) Hereditary talent and character. Macmillan's Magazine 12:157

7. GOMEZ MR (1979) Neurologic and psychiatric symptoms. In: GOMEZ MR (ed) Tuberous sclerosis. Raven Press, New York, p 85–93

8. HAYDEN MR (1981) Huntington's Chorea. Springer, Berlin Heidelberg New York

9. HOLZINGER KJ (1929) The relative effect of nature influences on twin differences. J Educat Psycol 20: 241–248

10. JANZ D, BECK-MANNAGETTA G (1982) Epilepsy and neonatal seizures in the offspring of parents with epilepsy. In: ANDERSON VE, HAUSER WA, PENRY JK, SING CF (eds) Genetic Basis of the Epilepsies. Raven Press, New York, p 135–143

11. KOCH G (1955) Krampfbereitschaft. Analecta Genetica, Rom

12. KOCH G (1967) Epilepsien. In: BECKER PE (Hrsg) Handbuch der Humangenetik, Vol V/2 Psychiatrische Krankheiten. Thieme, Stuttgart, S 1–83

13. LENZ W (1979) Medizinische Genetik. 4. Aufl. Thieme, Stuttgart

14. McKUSICK VA (1978) Mendelian inheritance in man. Catalogs of autosomal dominant, autosomal recessive, and X-linked phenotypes. The Johns Hopkins Univ Press, Baltimore London

15. MENDEL G (1866) Versuche über Pflanzenhybriden. Verhandlungen des Naturforschenden Vereins (Brünn) 4: 3–47

16. NIELSEN J, PEDERSEN E (1969) Electro-encephalographic findings in patients with Klinefelter's syndrome and the XYY syndrome. Acta Neurolog Scand 45: 87–94

17. PFEIFFER RA, PALM D, JOCHMUS J (1967) Das Erscheinungsbild der Trisomie des X-Chromosoms bei Jugendlichen (Triple-X-Syndrom). Mschr Kinderheilk 115: 9–18

18. SMERALDI E, SCORZA-SMERALDI R, CAZZULLO CL, GUARESCHI-CAZZULLO, CANGER R (1976) A genetic approach to the Lennox-Gastaut syndrome by the „Major Histocompatibility Complex" (MHC). In: JANZ D (ed) Epileptology. Thieme, Stuttgart, p 33

19. VOGEL F, HELMHOLD W (1972) Blutgruppen – Populationsgenetik und Statistik. In: BECKER PE Handbuch der Humangenetik, Vol I/4 Blutgruppen, Thieme, Stuttgart, S 129–557

20. VOGEL F, PROPPING P (1981) Ist unser Schicksal mitgeboren? Severin & Siedler, Berlin

Pathophysiologie und Klinik der Epilepsien im Erwachsenenalter

W. GRÜNINGER

Einleitung

Der epiletische Anfall ist eine unspezifische, pathologische Reaktionsform des Gehirns. Epileptische Reaktionen können somit bei jedem Menschen ausgelöst werden, z. B. durch Überdosen von Medikamenten, Hypoglykämien, Elektroschock, usw.
Bei 10% der Bevölkerung lassen sich im EEG Zeichen einer latenten Krampfbereitschaft nachweisen, zu Unrecht spricht man hierbei von latenter Epilepsie, denn nur bei 4–5% der Bevölkerung treten unter besonderen Bedingungen einmalige zerebrale Krampfanfälle auf. Auch diese Menschen leiden damit nicht an einer Epilepsie. Bei 0,5% der Bevölkerung ist die Krampfschwelle des Gehirns genuin und/oder durch Erkrankungen so erniedrigt, daß schon geringe Schwankungen des biologischen Gleichgewichts wie Schlafentzug, Menstruation, psychische Belastungen und andere uns im einzelnen noch weitgehend unbekannte Faktoren immer wieder Krampfanfälle auslösen und damit die Krankheit „Epilepsie" hervorrufen.

Pathophysiologie

Die pathophysiologischen Mechanismen der epileptischen Reaktion des einzelnen Neuron sind durch Untersuchungen mit Mikroelektroden relativ gut bekannt (Übersicht: CREUTZFELDT 1974). Neben einer Störung der Elektrolytkonzentrationen im intra- und extrazellulären Raum, besonders für Kalium, Natrium und Kalzium sind pH-Verschiebungen, z. B. durch Erhöhung des Gewebs-NH_4 verantwortlich für eine Destabilisierung des Gleichgewichtspotentials der Zellmembran. Durch eine Hemmung der Hyperpolarisation der Zellmembran nach einem Aktionspotential kommt es zu dauernder repititiver ungehemmter neuronaler Entladung (Lux et al. 1978). Auch die Pathophysiologie des fokal ausgelösten Anfalles ist relativ gut untersucht, da diese Anfälle z. B. durch Penizillinapplikation auf der Hirnrinde experimentell erzeugt werden können. Die Tiefenableitungen mit der Stereoenzephalographie (SEEG) – eingeführt von Bancaud et al. 1965 – haben unsere Kenntnisse über die fokalen Anfälle beim Menschen wesentlich erweitert.

Über die Entstehung und den Pathomechanismus der primären generalisierten Epilepsie ist wenig bekannt. Für den generalisierten Krampfanfall gilt grundsätzlich auch das Vorhandensein einer Störung der Balance zwischen inhibitorischen und exzitatorischen Einflüssen, sei es durch Minderung der hemmenden oder Steigerung der erregenden Faktoren. Die Ursachen der abnormen Ausbreitung und Synchronisation der epileptischen Erregung auf große Anteile beider Hemisphären als Voraussetzung für das Auftreten eines generalisierten Krampfanfalles ist jedoch nicht bekannt. Gestützt auf Untersuchungen von Moruzzi und Magan (1949) nimmt man an, daß aszendierende, aktivierende Einflüsse des retikulären Systems quasi der Schrittmacher der „zentrenzephalen Epilepsien" sind. Untersuchungen mit Durchtrennung der Kommisurensysteme (Marcus u. Watson 1966) oder Applikation von Pentretazol und Amytal in die A. carotis (Gloor 1964) haben gezeigt, daß auch bei diesen generalisierten Epilepsien der Kortex primär eine entscheidende Rolle spielt.

Einteilung der Epilepsien

Für die Einteilung der Epilepsien existieren eine verwirrende Vielfalt von Klassifikationsversuchen, je nachdem ob Ätiologie, pathologische Anatomie, Genetik, neurophysiologische Befunde oder die Verlaufsform der Epilepsie als Einteilungsprinzip zu Grunde gelegt werden. Der nach rein elektrophysiologischen Befunden gegliederte Vorschlag von Merlies (1970) teilt die Epilepsien ausschließlich ein in generalisierte Epilepsien, fokale (partielle, lokale) Epilepsien und unklassifizierbare Epilepsien.

Die von GASTAUT (1969) vorgelegte Klassifikation berücksichtigt neben neurophysiologischen Gesichtspunkten die verschiedenen klinischen Anfallsbilder. Dieser Vorschlag wurde von der Internationalen Liga gegen Epilepsie als verbindliche Klassifikation anerkannt und bildet für Experten möglicherweise eine nützliche Verständigungsbasis. Sie ist jedoch mit ihren 39 verschiedenen Anfallstypen für die tägliche Praxis völlig unbrauchbar.

Tabelle 1. Kieler Klassifikation der Epilepsie (DOOSE 1975)

Epilepsien mit altersgebundenen kleinen Anfällen
    Epilepsie mit Propulsiv Petit mal
    Epilepsie mit myoklonisch-astatischem Petit mal
    Epilepsie mit pyknoleptischen Absencen oder Pyknolepsie
    Epilepsie mit nichtpyknoleptischen Absencen
    Epilepsie mit Impulsiv Petit mal
Epilepsie mit nicht altersgebundenen kleinen Anfällen
    Epilepsie mit psychomotorischen Anfällen
    Epilepsie mit (neo-)kortikalen Anfällen
Epilepsien mit großen generalisierten tonisch-klonischen Anfällen
(Grand mal)
    Grand mal vorwiegend nach dem Aufwachen
    (Aufwachepilepsie)
    Grand mal vorwiegend aus dem Schlaf
    (Schlafepilepsie)
    Grand mal ohne tageszeitliche Bindung
    (diffuse Epilepsie)

Die von DOOSE vorgeschlagene „Kieler-Klassifikation" (Tabelle 1) orientiert sich an der internationalen Einteilung.

Die Heidelberger-Klassifikation (Tabelle 2) scheint uns für den täglichen Gebrauch in der Epilepsiesprechstunde am besten geeignet, da sie einen übersichtlichen Kompromiß darstellt, der ätiologische, neurophysiologische Gesichtspunkte ebenso wie die wichtige Einteilung nach Altersbindung und Verlaufsform berücksichtigt.

Tabelle 2. Heidelberger Klassifikation der Epilepsie (JANZ 1969)

I.   Partielle (fokale) Anfälle

    A. mit elementarer Symptomatik
      1. mit motorischer Symptomatik
      1.1. motorische Jackson-Anfälle
      1.2. Adversivanfälle
      2. mit sensorischer oder somatosensorischer Symptomatik
      3.1. sensorische Jackson-Anfälle
      3. mit autonomer Symptomatik
      4. gemischte Formen

    B. mit komplexer Symptomatik (generell mit Beeinträchtigung des
      Bewußtseins)
      1. psychomotorische Anfälle

II.   Generalisierte Anfälle

    A. Grand mal – generalisierter Krampfanfall
    B. Petit mal mit altersgebundener Manifestation
      1. BNS-Krämpfe-Propulsiv Petit mal
      2. myoklonisch-astatische sowie akinetische Anfälle
      3. Absencen
      4. Myoklonisches (Impilsiv) Petit mal

III. Unilaterale Anfälle

IV. Unklassifizierbare epileptische Anfälle

Die klinische Bedeutung eines epileptischen Anfalles und die Zuordnung zu einer bestimmten Epilepsieform ist nur möglich, wenn ausreichende anamnestische, klinische und technische Untersuchungsbefunde vorliegen (Tabelle 3). Wenn es gelingt, durch eine Zusammenschau der Untersuchungsbefunde die Epilepsie einer bestimmten Gruppierung zuzuordnen, ist es besonders wichtig, sich in der Behandlung des Patienten nicht nur auf die Überprüfung einer korrekten Medikamenteneinnahme und EEG-Kontrollen zu beschränken, sondern immer wieder in regelmäßigen Abständen eine umfängliche erneute Diagnostik durchzuführen, um etwaige zugrundeliegende organische Schäden des Gehirns, die sich oft erst im späteren Verlauf einer Epilepsie zeigen, rechtzeitig zu erkennen.

Nicht selten gelingt es dann, eine scheinbar primär generalisierte Epilepsie doch der Gruppe der fokalen Epilepsien zuzuordnen und eine geeignete Therapie einzuleiten.

Tabelle 3. Diagnostik der Epilepsie

Anamnese	Anfallsbeschreibung Epilepsieverlauf
Befund	allgemein neurologisch psychisch
EEG	Intervall mit Provokationsmethoden im Anfall
Hilfsuntersuchungen	Röntgen Stoffwechsel Liquor

Klinik der Epilepsien im Erwachsenenalter

Epilepsien mit generalisierten Krampfanfällen

Sie sind die häufigste Form der Epilepsie des Erwachsenenalters, wobei etwa 40% (JANZ 1969) der Patienten ausschließlich Grand mal-Anfälle haben.

Der Ablauf des klassischen Grand mal-Anfalles ist gekennzeichnet durch einzelne Phasen, die genau beobachtet werden müssen, da sie in ihrer Ausprägung oft Hinweise auf den Epilepsieherd geben. (Abb. 1)

a) Prodromale Symptome:

Fakultativ gehen dem Anfall prodromale Störungen des Allgemeinbefindens mit vegetativen psychischen Beschwerden voraus, die oft mehrere Tage andauern können.

b) Initiale, fokale Symptomatik:

Wird der Anfall durch eine *Aura* eingeleitet, so ist diese immer Ausdruck für eine fokale Auslösung des generalisierten Grand

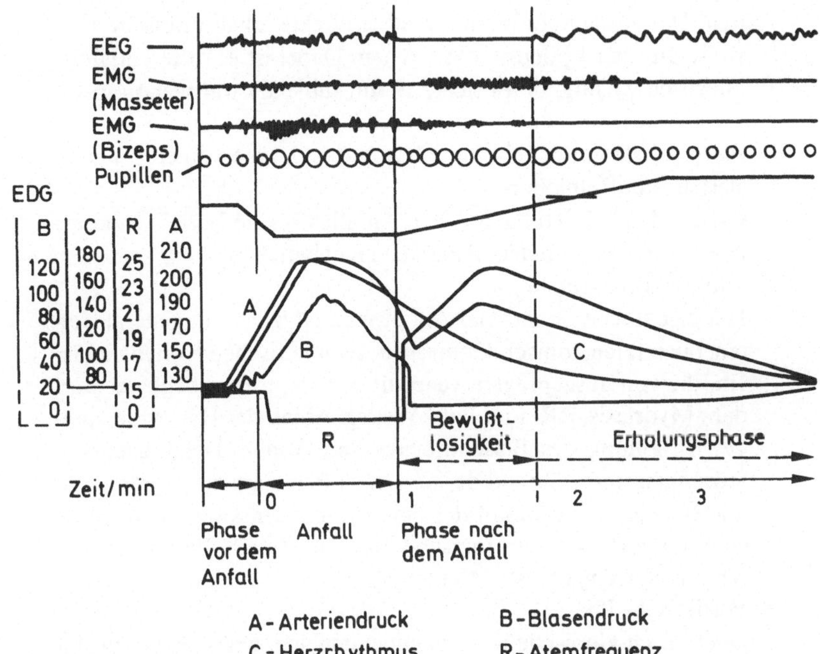

Abb. 1. Schematische Darstellung eines generalisierten tonisch-klonischen Anfalls: Die prämonitorischen Symptome der unmittelbar dem Anfall vor-aufgehenden Periode (Preseizure period) ist hier gekennzeichnet durch generalisierte Zuckungen (EMG) und Poly-spike-wave-Entladungen im EEG, plötzlichen Abfall des Hautwiderstandes (EDG = Elektrodermatogramm), Anstieg des arteriellen Blutdrucks (A), des Blasendrucks (B) und Tachykardie (C). Der eigentliche Anfall dauert durchschnittlich weniger als 1 Min.; er zeigt sich im EEG und EMG durch eine Abfolge tonischer und klonischer Phänomene, die von ausgeprägten vegetativen Symptomen begleitet werden, und von einer Mydriasis, die während des klonischen Stadiums jeweils mit der Muskelentspannung verschwindet, so daß während dieser Phase ein Hippus entsteht. Außer der Apnoe, die während des gesamten Krampfes anhält, erreichen die vegetativen Veränderungen ihr Maximum gegen Ende des tonischen Stadiums und bilden sich während der klonischen Phase allmählich zurück. (Aus GASTAUT, H. u. Mitarb., in Handbook of Clinical Neurology, Bd. XV, hrsg. von P. J. Vinken, G. W. Bruyn. North Holland Publishing Comp., Amsterdam 1974)

mal. Das Auraerlebnis kann hierbei direkte lokalisatorische Hinweise auf den Epilepsiefokus geben. Dabei ist es differentialdiagnostisch wichtig, ob es sich z. B. um subjektiv wahrgenommene, sensible, sensorische oder psychische Phänomene handelt.
Auch fokale motorische Initialsymptome können einen generalisierten Anfall einleiten.
Oft werden bei den nächtlichen Anfällen fokale Initialsymptome übersehen bzw. von dem Patienten nicht berichtet.

c) Tonisch-klonische Phase:
Der eigentliche Grand mal-Anfall setzt plötzlich mit generalisierten, bilateralen, tonisch-klonischen, symmetrischen Konvulsionen ein, die von ausgeprägten vegetativen Symptomen begleitet werden: Mydriasis, RR- und Puls-Anstieg, Abfall des Hautwiderstandes, Erhöhung des Blasendruckes und Apnoe. Die vegetativen Störungen sind während der tonischen Phase am ausgeprägtesten und bilden sich während der darauffolgenden klonischen Phase langsam zurück. Der tonisch-klonische Anfall dauert durchschnittlich weniger als 1 Minute.

d) Postiktische Phase:
Der tonisch-klonische Krampf endet mit einer tiefen Bewußtlosigkeit unterschiedlicher Dauer. In dieser Phase ist das EEG oft hochgradig verlangsamt bzw. es kann für eine kürzere Dauer ein O-Linien-EEG vorliegen. Danach folgt entweder eine rasche Reorientierung, häufiger mündet der Anfall auch in einen mehrstündigen tiefen Schlaf.

EEG-Befunde bei generalisiertem Anfall

Das EEG zeigt im Anfall immer eine generalisierte Spike-Aktivität, häufig mit vorausgehender generalisierter Desynchronisation. Nach dem Anfall tritt eine postiktale Verlangsamung und Abflachung des EEGs ein, gelegentlich bis zu einer längerandauernden O-Linie (Abb. 2).
Im Intervall ist das EEG gekennzeichnet durch eine instabile Grundaktivität mit paroxysmal-dysrhythmischen Gruppen. Bei der Provokation durch Hyperventilation können generalisierte Spike-Wave- oder Poly-Spike-Wave-Gruppen aktiviert werden.

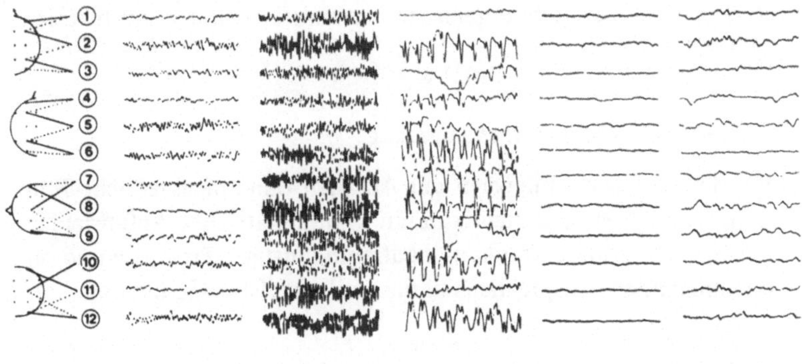

Abb. 2. EEG eines generalisierten Grand mal-Anfalls; aus: Labaz Dia-Dokumentation mit EEG-Befunden

Tageszeitliche Bindung der Grand mal-Epilepsien

Im Hinblick auf die Ätiologie und die Behandlung ist eine Einteilung der Grand mal-Epilepsien nach Bindung an die Tageszeit besonders wichtig. Es lassen sich 3 Formen unterscheiden:

1. Aufwachepilepsien

Bei dieser Epilepsieform treten die Anfälle nur *nach* dem Aufwachen ein. Für diese Epilepsieform ist ätiologisch eine besonders hohe genetische epileptische Disposition anzunehmen. Entsprechend findet sich bei diesen Patienten die höchste familiäre Epilepsiebelastung mit ca. 12,5% (JANZ 1981). Die Zusatzuntersuchungen sind meist normal, nur bei 10% lassen sich organische Ursachen nachweisen.

2. Schlafepilepsien

Bei den Schlafepilepsien treten die Anfälle nur im Schlaf auf, meist entweder *nach* dem Einschlafen oder *vor* dem Aufwachen. In dieser Gruppe ist die familiäre Disposition mit 7% geringer, bei 25% der

37

Patienten lassen sich organische, cerebrale Schäden nachweisen
(JANZ 1981).

3. Anfälle ohne tageszeitliche Bindung

Bei den diffusen Epilepsien mit Anfällen ohne tageszeitliche Bindung handelt es sich meist um ein symptomatisches Anfallsleiden
mit je nach Grunderkrankung häufig ungünstiger Prognose und oft
ungenügendem Ansprechen auf die antikonvulsive Medikation.

Grand mal-Status

Tritt eine Serie von Grand mal-Anfällen auf, ohne daß im Intervall
das Bewußtsein erlangt wird, liegt ein lebensbedrohlicher Grand
mal-Status vor. Er kann sich in jedem Lebensalter ereignen, wobei
oft Fehler in der Medikamenteneinnahme, Infektionen der Atemwe-
ge oder Alkoholeinwirkung als auslösende Faktoren wirksam sind.
Wird eine Epilepsie durch einen Grand mal-Status eingeleitet, liegt
immer eine symptomatische Epilepsie vor, denn im Rahmen einer
genuinen Epilepsie tritt ein Grand mal-Status wahrscheinlich erst
dann ein, wenn sekundäre Krampfschäden des Gehirns vorliegen.
Neurologische Komplikationen eines Grand mal-Status, z. B. eine
postiktale Lähmung sind diagnostisch wegweisend für die Aufdek-
kung der zugrundeliegenden Erkrankung, da die Schädigungen des
Gehirns als Folge des Grand mal-Status meist in vorgeschädigten
Territorien entstehen.
Bei einem Grand mal-Status muß nach Ausschluß einer intrakraniellen Drucksteigerung immer der Liquor untersucht werden, da bei
72% der Patienten (EINTEL 1972) ein pathologischer Liquorbefund
auf das zugrundeliegende organische Leiden hinweist.

Epilepsien mit kleinen Anfällen (partielle, fokale Epilepsien)

Die fokalen Epilepsien spiegeln in ihrer Vielgestalt der Symptomatik
die Differenzierung der Hirnrinde und ihre funktionelle organisato-
rische Gliederung. Grundsätzlich sind 2 Anfallstypen zu unterschei-

den, je nach dem ob im Anfall das Bewußtsein erhalten bleibt – einfache fokale Anfälle – oder ob der Anfall mit einer Bewußtseinsstörung einhergeht – komplexe fokale Anfälle.

Einfache fokale Anfälle

Prototyp des einfachen fokalen Anfalles ist der *Jackson-Anfall,* der mit einer motorischen, seltener sensiblen epileptischen Reizsymptomatik an engumschriebener Stelle, z. B. Mund, Hand oder Fuß beginnt. Es folgt darauf eine schnelle Ausbreitung auf die gesamte Extremität, das Gesicht oder auch die gesamte Körperhälfte. Das Bewußtsein ist immer klar, wenn nicht in seltenen Fällen der Anfall in einen generalisierten Krampfanfall einmündet.

Im *Jackson-Status* können die umschriebenen motorischen, rhythmischen, klonischen Zuckungen über Minuten, Stunden oder Tage anhalten.

Die Häufigkeit der Symptomatik der motorischen Anfälle entspricht der Repräsentation der korrespondierenden, kortikalen Areale (LÖHLER u. PETERS 1974).

Einfache fokale Anfälle können auch rein sensorisch, visuell, auditorisch, olfaktorisch oder gustatorisch ablaufen.

Adversivanfälle

Die Adversivanfälle zählen ebenfalls zu den einfachen fokalen Anfällen, wobei der auslösende Herd jedoch in verschiedenen Hirnarealen liegen kann. Der klassische Adversivkrampf wird eingeleitet durch eine Kopfwendung zu der dem Herd kontralateralen Seite mit gleichzeitiger extremer horizontaler Blickwendung. Häufig wird der Rumpf in die Drehung einbezogen mit Anhebung des Armes, so daß der Patient im Anfall eine „Fechterstellung" einnimmt.

EEG des einfachen fokalen Anfalles

Das EEG zeigt im fokalen Anfall rhythmische Entladungen mit Spitzen und langsamen Wellen, die fokal über der dem klinische

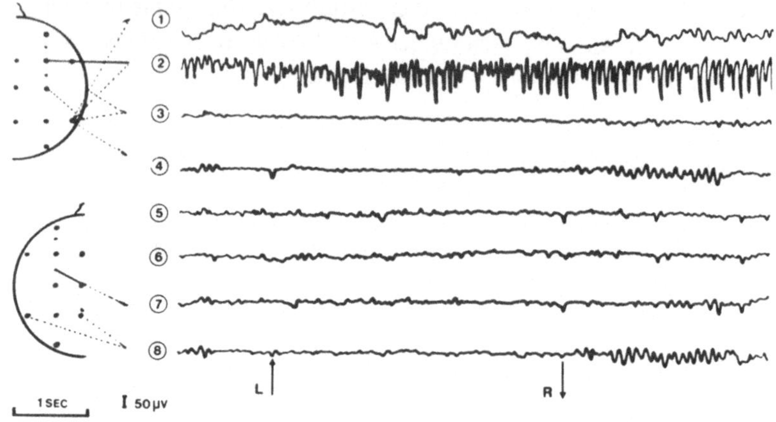

Abb. 3. EEG eines Jackson-Anfalls; aus: Labaz Dia-Dokumentation mit EEG-Befunden

Symptom korrespondierenden Hemisphäre beginnen und sich gelegentlich über korrespondierende Felder der kontralateralen Hemisphäre ausbreiten. (Abb. 3).
Je nach Lage des epileptischen Herdes kann auch im Anfall ein normales EEG vorliegen.
Im Intervall sind fokale EEG-Veränderungen grundsätzlich auf eine Hemisphäre beschränkt.

Komplexe fokale Anfälle

Die komplexen fokalen Anfälle sind charakterisiert durch eine den Anfall begleitende Bewußtseinsstörung. Synonym für die komplexen fokalen Anfälle sind die Begriffe „Temporallappenanfälle", „psychomotorische Anfälle", „limbische Anfälle" eingebürgert.
Die den Anfall begleitende Bewußtseinsstörung äußerst sich in z. B. illusionärer Verkennung der Umgebung, z. T. mit akustischen und optischen Halluzinationen und gelegentlich auch mit Depersonalisationserlebnissen.

40

Im Gegensatz zu den einfachen fokalen Epilepsien ist die begleitende motorische Symptomatik gekennzeichnet durch stereotype Automatismen mit Handlungscharakter, z.B. rhythmisches Schlucken, Kauen und Schmatzen oder seltener Wisch-, Nestel- oder Laufbewegungen. Es können auch Worte, Phrasen oder Neologismen stereotyp wiederholt werden. Der psychomotorische Anfall kann auch ohne motorische Symptomatik als reine „Dämmerattacke" ablaufen. Der psychomotorische *Status* ist selten und differentialdiagnostisch nur mit Hilfe des EEG von einem Petit mal-Status, dem eigentlichen Dämmerzustand, sicher abzugrenzen.

EEG bei komplexen fokalen Anfällen

Das EEG zeigt beim psychomotorischen Anfall generalisierte, diskontinuierliche Dysrhythmien mit eingelagerten Krampfpotentialen über einem oder beiden Temporallappen. Die Lokalisation des Herdes beschränkt sich nicht nur auf die temporo-basalen Anteile des Temporallappens, sondern auf das ganze limbische System. (Abb. 4)

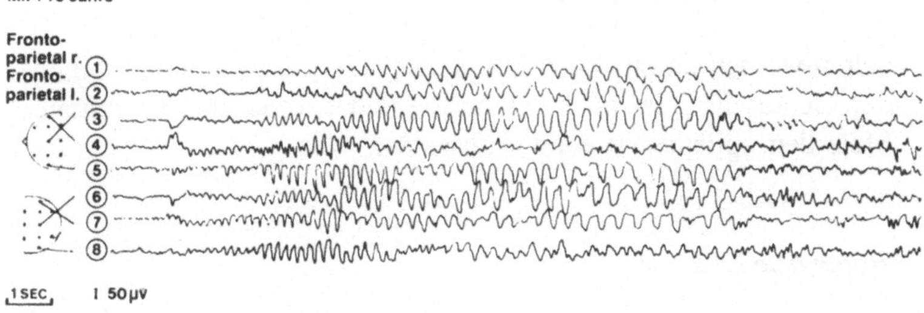

Abb. 4. EEG eines psychomotorischen Anfalls; aus: Labaz Dia-Dokumentation mit EEG-Befunden

Stereotaktische EEG-Ableitungen konnten auch epileptische Herde in fronto-basalen, operkularen und neokortikalen Anteilen des hinteren Temporallappens als Herde eines psychomotorischen Anfalles nachweisen (WIESER 1981).

Reflexepilepsien

Selten werden epileptische Anfälle ausschließlich durch spezifische äußere Reize ausgelöst. Sie werden deshalb als Reflexepilepsien zusammengefaßt.

Photogene Epilepsie

Die durch optische Reize ausgelösten epileptischen Anfälle sind am häufigsten. Hierbei können durch intermittierende Lichtreize, z. B. das Fahren auf einer sonnenbeschienenen Allee oder auch durch das Fernsehen – „Fernseh-Epilepsie" – Absencen, Myoklonien oder Grand mal-Anfälle ausgelöst werden. Zu dieser Gruppe gehört auch die seltene Epilepsie, die durch das Mustersehen oder Lesen ausgelöst wird, wobei je nach Lokalisation des primären Herdes auch Leseinhalte den Anfall auslösen können (ATASSI 1983).

Audiogene Reflexepilepsie

Selten werden durch akustische Reize, sei es in Form überraschender Geräusche oder auch intermittierender Töne oder bestimmter Melodien, epileptische Anfälle ausgelöst.

Haptogene Epilepsie

Taktile oder thermische Reize können bei entsprechender zerebraler Läsion in seltenen Fällen eine haptogene Epilepsie auslösen.

Hirnstammanfälle

Die seltenen „Hirnstammanfälle" werden von einigen Autoren den Reflexepilepsien zugeordnet, da sie häufig durch plötzliche Bewegung, Schreck oder Erregung ausgelöst werden. Diese Hirnstammanfälle imponieren sowohl als sensible oder motorische Anfälle, gelegentlich auch als akinetisch-atonische Anfälle und sind im einzelnen klinisch oft schwer von anderen fokalen Anfällen zu unterscheiden (Übersicht: GLÖTZNER 1979). Bei allen Patienten liegt immer eine organische Erkrankung im Bereich des Hirnstammes zugrunde. Da das EEG im Anfall meist unauffällig ist, wird von einzelnen Autoren die Zugehörigkeit der Hirnstammanfälle zu den Epilepsien bestritten. Insgesamt sprechen die Hirnstammanfälle jedoch sehr gut auf die Medikation mit Antiepileptika an. Die Frage der Zugehörigkeit der Hirnstammanfälle zu den Reflexepilepsien wird sich mit der stereotaktischen Tiefenableitung sicher klären lassen.

Ursachen der Epilepsien des Erwachsenenalters

Bei einer Erstmanifestation einer Epilepsie nach dem 20. Lebensjahr sollte man grundsätzlich davon ausgehen, daß eine organische Schädigung des Gehirns vorliegt. Der Anteil der genuinen Epilepsien mit Spätmanifestation wird mit zunehmender, differenzierter Diagnostik immer geringer. Deshalb sollte man bei einer Epilepsie mit Erstmanifestation im Erwachsenenalter den Begriff „genuine Epilepsie" völlig vermeiden und bei negativen Untersuchungsergebnissen nur von einer Epilepsie ungeklärter Ätiologie sprechen und in regelmäßigen Abständen unter Einsatz der modernen Diagnostik den Patienten überprüfen, ob nicht doch ein organisches Grundleiden nachgewiesen werden kann.

Im frühen Erwachsenenalter sind Schädel-Hirn-Traumen die häufigste Ursache für eine symptomatische Epilepsie, gefolgt von Tumoren, perinatalen Hirnschäden und Alkoholismus.

Im mittleren Erwachsenenalter sind Tumoren die häufigste Ursache, gefolgt von Alkoholismus und Trauma.

Im hohen Lebensalter bilden zerebro-vaskuläre Hirnschäden neben Tumoren die häufigste Ursache einer Epilepsie.

Es muß in diesem Zusammenhang aber noch einmal ausdrücklich darauf hingewiesen werden, daß ein generalisierter Anfall oder auch mehrere Anfälle im Rahmen einer Erkrankung z. B. einer Enzephalitis nicht die Diagnose einer symptomatischen Epilepsie rechtferti-

gen, sondern nur wenn nach Behebung der Grunderkrankung oder
weil die Grunderkrankung nicht geheilt werden kann und sich immer wieder epileptische Anfälle ereignen, der Begriff der symptomatischen Epilepsie verwendet werden soll.

Posttraumatische Epilepsien

Das Risiko für das Auftreten einer posttraumatischen Epilepsie ist
entscheidend abhängig von der Art der Verletzung. Bei Schußverletzungen entwickelten bis zu 45% der Überlebenden eine posttraumatische Epilepsie innerhalb der folgenden 5 Jahre (JENNETT, 1975).
Schädel-Hirn-Verletzungen mit Impressionsfrakturen und Durazer-
reißungen begünstigen in gleicher Weise das Auftreten einer posttraumatischen Epilepsie.
Nach nicht-penetrierenden oder stumpfen Knochenverletzungen
entwickelt sich eine posttraumatische Epilepsie in etwa 5%, wobei
der Verletzungsort – Kontusionsherde im fronto-basalen und tempo-
ralen Bereich – offensichtlich für die Entstehung der Epilepsie eine
begünstigende Rolle spielen.
Von einer *posttraumatischen Frühepilepsie* spricht man, wenn nach
dem Unfall innerhalb der 1. Woche generalisierte Anfälle auftreten.
Dieser Begriff ist soweit unscharf, als nur ein relativ kleiner Prozent-
satz dieser Patienten später eine posttraumatische Epilepsie im Sinne der bleibenden Anfallsbereitschaft mit wiederholten Anfällen
aufweist.
Das Einsetzen einer *posttraumatischen Spätepilepsie* mit Auftreten
des 1. Krampfanfalles bis zu 8 Wochen nach dem Schädel-Hirn-
Trauma ist selten, die Prognose dieser Epilepsie ist jedoch ungünstiger.

EEG-Veränderungen bei posttraumatischer Epilepsie

EEG-Veränderungen nach Schädel-Hirn-Traumen rechtfertigen
nicht per se zur Annahme einer besonderen Gefährdung im Hinblick auf die Entwicklung einer posttraumatischen Epilepsie. Erst

44

nach 1 Jahr unterscheiden sich die Patienten mit manifester posttraumatischer Epilepsie bezüglich der in dieser Gruppe häufig gefundenen EEG-Auffälligkeiten von denjenigen Patienten, die nach einem schweren Schädel-Hirn-Trauma anfangs EEG-Veränderungen aufgewiesen haben, diese sich im Verlauf jedoch weitgehend zurückgebildet haben. Demgegenüber muß jedoch auch berücksichtigt werden, daß bei 20% der Patienten mit einer Spätepilepsie in frühen Stadien nach der Verletzung weitgehend normale EEG-Befunde vorliegen können (JENNETT 1980).

Alkoholepilepsie

Beim chronischen Alkoholismus werden epileptische Anfälle dann beobachtet, wenn bei Prädisposition zur Epilepsie neben gestörter Alkohol-Adaptation eine akzessorische Hirnstörung, z. B. ein Prädelir oder ein Schädel-Hirn-Trauma eintritt.
Der Begriff „Alkoholepilepsie" ist unscharf und sollte nur für die Epilepsie gebraucht werden, die nach chronischem Alkoholismus mit morphologischen Strukturänderungen des Gehirns auftritt und auch bei Abstinenz weiterbesteht (FEUERLEIN 1975). Im übrigen handelt es sich um alkoholinduzierte epileptische Anfälle, wobei nicht nur der Alkoholentzug im Rahmen eines Prädelirs zu epileptischen Anfällen führt, sondern auch im Alkohol-Anflutungsstadium für kurze Dauer eine vermehrte Krampfneigung im EEG nachgewiesen werden kann (DIEHL 1982).

Schlußwort

Die Einteilung der Epilepsien im Erwachsenenalter ist heute nicht mehr gekennzeichnet durch die Polarität zwischen den idiopathischen genuinen Epilepsien und den symptomatischen Epilepsien, sondern bei jeder Epilepsie sind sowohl endogene wie exogene Faktoren für die Manifestation und die Verlaufsform der Epilepsie mitentscheidend.

Die Zuordnung einer Epilepsie in eine der gebräuchlichen Klassifikationen erfordert eine subtile Diagnostik, die anamnestische, klinische, elektroenzephalographische Befunde ebenso wie zusätzliche labortechnische und apparative Untersuchungsverfahren berücksichtigt. Nur eine differenzierte und wenn nötig auch wiederholte Diagnostik läßt den Anteil der Epilepsien „ungeklärter Ätiologie" immer kleiner werden.

Literatur

1. ATASSI M (1983) Die Leseepilepsie. Fortsch Neurol Psychiat 51: 69–75
2. BANCAUD J, TALAIRACH J (Eds) (1965) La stéréo-électroencéphalographie dans l'épilepsie. Masson, Paris
3. CREUTZFELD O (ed) (1974) The neuronal generation of the EEG. In: RÉMOND A (ed in chief) Handbook of electroencephalography and clinical neurophysiology, Vol. II, Part C, Elsevier, Amsterdam
4. DIEHL LW (1982) Alkoholinduzierte epileptische Anfälle – eine Studie zur Genese –. In: HALLER H (Hrsg) Schriften zur ärztlichen Praxis 9: Aktuelle Epileptologie. Werk-Verlag Dr. Edmund Banaschewski, München-Gräfelfing, S. 81–92
5. DOOSE H (1975) Zerebrale Anfälle im Kindesalter. Desitin-Werke Carl Klinik GmbH, Hamburg (6. Aufl 1980)
6. FEUERLEIN W (1975) Alkoholismus – Mißbrauch und Abhängigkeit. Thieme, Stuttgart, S 97
7. GASTAUT H (1969) Clinical and electroencephalographical classification of epileptic seizures. Suppl Epilepsia (Amst) 10: 2–13
8. GASTAUT H (1970) Clinical and electroencephalographical classification of epileptic seizures. Epilepsia (Amst) 11: 102–113
9. GLÖTZNER FL (1979) Hirnstammanfälle. Fortschr Neurol Psychiat 47: 538–549
10. GLOOR P (1964) Neurophysiological bases of generalized seizures termed centrencephalic. In: GASTAUT H, JASPER H, BANCAUD J, WALTREGNY A (eds) The physiopathogenesis of the epilepsies. Thomas, Springfield (Ill): 209–236.
11. HEINTEL H, KÜNKEL H (1972) Der Liquor cerebrospinalis beim Status epilepticus. Z Neurol 201: 261–268
12. JANZ D (1969) Die Epilepsien. Spezielle Pathologie und Therapie. Thieme, Stuttgart
13. JANZ D (1981) Epilepsien mit generalisierten Anfällen. Neurologie in Praxis und Klinik, Bd. II: 6.5–6.36, Thieme, Stuttgart
14. JENNETT B (1975) Epilepsy after non-missible head injury. Heinemann, London

15. JENNET B (1980) Die Vorhersage von posttraumatischen Epilepsien – Schlußfolgerungen für die Zukunft des Patienten. In: ROMSCHMIDT H, RENTZ R, JUNGMANN J (Hrsg) Epilepsie 1980. Thieme, Stuttgart, S 98–105
16. LÖHLER J, PETERS UH (1974) Epilepsia partialis continua (Koževnikov-Epilepsie). Fortschr Neurol Psychiat 42: 165–212
17. LUX HD, HEINEMANN U (1978) Ionic changes during experimentally induced seizure activity. In: COB WA, DUIJN H van (Hrsg) Contemporary clinical neurophysiology (EEG Suppl, No 34), Elsevier, Amsterdam p 289–297
18. MARCUS EM, WATSON CM (1966) Bilateral synchronous spike wave electrographic patterns in the cat. Interaction of bilateral cortical foci in the intact, the bilateral cortical-callosal, on a diencephalic preparation. Arch Neurol (Chic) 14: 601–610
19. MERLIES JK (1970) Proposal for an international classification of the epilepsies. Epilepsia 11: 114
20. MORUZZI G, MAGOUN HW (1949) Brain stem reticular formation and activation of the EEG. Electroenceph Clin. Neurophysiol 1: 455–473
21. WIESER HG (1981) Tiefenableitungen von anfallskranken menschlichen Gehirnen. Das EEG-Labor 3: 83–102

Klinik der kindlichen Epilepsien

G. F. WÜNDISCH

Die Ursachen zerebraler Anfälle im Kindesalter sind mannigfaltig. Es werden symptomatische bzw. okkasionelle oder Gelegenheitskrämpfe sowie chronisch-rezidivierende Anfälle unterschieden. Als Ursache kommen in Frage eine konstitutionelle hereditäre Krampfbereitschaft, hirnorganische Defektzustände (Zustand nach Hirnschädigung verschiedener Genese), akute Erkrankungen und Schädigungen des zentralen Nervensystems (wie Enzephalitis, Meningitis, Blutungen, Trauma), exogene Intoxikationen, akute Stoffwechsel- und Ernährungsstörungen (wie Toxikosen, Elektrolytstörungen, Hypoglykämie, Urämie, Vitamin B 6-Mangel), metabolisch-genetische Krankheiten (idiopathische Hypoglykämien, chronische Hypokalzämie, Neurolipidosen, diffuse Hirnsklerosen, Phenylketonurie, Ahorn-Sirup-Krankheit, Homozystinurie, Pyridoxin-Abhängigkeit, progressive Myoklonusepilepsie), chromosomale Aberrationen (Klinefelter-Syndrom, Triplo-X-Zustand, XYY-Zustand etc.), Tumoren, Phakomatosen (wie tuberöse Hirnsklerose, Sturge-Weber-Syndrom etc.) und schließlich Mißbildungen des Gehirnes, der Meningen oder der Hirngefäße.

Von *Epilepsie* sprechen wir bei dem Auftreten von zerebralen Anfällen nur dann, wenn sie chronisch-rezidivierend auftreten.

Während zwar vier bis fünf Prozent aller Menschen zumindest einmal in ihrem Leben einen zerebralen Anfall erleiden, dann meist im Sinne eines symptomatischen oder okkasionellen Anfalls, wobei auch diese Zustände bevorzugt in den ersten fünf Lebensjahren als unspezifische Reaktion auftreten können, ist die Morbidität der Epilepsie, d. h. chronisch-rezidivierend auftretender Anfälle, deutlich geringer. Sie wird mit ca. 0,7 Prozent veranschlagt, gehört aber damit zu einer der häufigsten chronischen Erkrankungen. In etwa der Hälfte der Fälle beginnt das Leiden in der Kindheit, wobei unter Bevorzugung des ersten Lebensjahres 60 Prozent aller Kinder ihren ersten Anfall innerhalb der ersten drei Lebensjahre erleiden. Ein weiterer Häufigkeitsgipfel der Manifestation sind Präpubertät und Pubertät.

Die Einteilung epileptischer Krankheitsbilder im Kindesalter kann nach verschiedenen Prinzipien erfolgen, die jedoch nicht in jeder Hinsicht befriedigend sind. Die frühere Klassifikation von 1969 war darauf ausgerichtet, zwischen generalisierten Epilepsien mit Hinweisen auf eine zugrundeliegende zerebrale Störung und solchen ohne ätiologische Klärung zu unterscheiden. Hiervon wurden die partiellen bzw. fokalen/lokalen Epilepsien abgetrennt. Die damalige Einteilung erfolgte nach dem klinischen Anfallstyp, der elektroenzephalographischen Typisierung im Anfall, den EEG-Veränderungen im Intervall, zugrundeliegenden anatomischen Veränderungen, der Ätiologie und dem Alter der Patienten.

Hinsichtlich der Anfallstypen wurde 1981 eine Änderung der Anfallsklassifikation vorgeschlagen, wobei die neue Einteilung nunmehr nur noch den klinisch zu beobachtenden Anfallstyp, das Anfalls-EEG und das EEG im Intervall, berücksichtigt.

Die sog. internationale Klassifikation unterscheidet generalisierte Epilepsien, partielle (fokale) Epilepsien und nicht klassifizierbare Epilepsien. Hinsichtlich der generalisierten Anfälle kann noch unterteilt werden in primär generalisierte Anfälle und sog. generalisierte Anfälle fokaler Genese. Für das Kindesalter hat sich besonders für die klinische Einteilung und hinsichtlich der Therapie bewährt, bestimmte Verlaufsformen hinsichtlich ihrer Altersgebundenheit, d. h. hinsichtlich ihres charakteristischen Auftretens in bestimmten Altersstufen, zusammenzufassen.

Generalisierte Epilepsien sind Anfallserkrankungen, die charakterisiert sind durch vom Beginn an generalisiert auftretende Anfälle, und zwar als tonisch-klonische Krämpfe (Grand mal), Absencen bzw. atypische Absencen (Petit mal), als bilateraler massiver epileptischer Myoklonus (Impulsiv Petit mal nach JANZ) sowie als myoklonisch-astatischer Petit mal (generalisierter Typ).

Zu den generalisierten Anfällen fokaler Genese werden die BNS-Krämpfe gezählt, das „LENNOX-Syndrom" (Sturzanfälle, myoklonisch-astatische Anfälle, Grand mal, tonische Anfälle) sowie generalisierte Herdanfälle im Sinne eines Lennox-Syndroms oder Grand mal-Anfälle als Folge generalisierter Herdanfälle.

Eine besondere Altersabhängigkeit zeigen die BNS-Krämpfe (Propulsiv Petit mal, West-Syndrom) des Säuglingsalters, die myoklonisch-astatischen Anfälle des Kleinkindes (Lennox-Syndrom), die pyknoleptischen Absencen des Schulkindes (Friedmann-Syndrom) und die myoklonisch-impulsiven Anfälle (Impulsiv Petit mal nach JANZ) der Jugendlichen.

Primär generalisierter Grand mal (Grand mal ohne fokale Symptome)

Bei den primär generalisierten Grand mal-Epilepsien handelt es sich um keine Krankheitseinheit, sondern zunächst nur um eine unspezifische Reaktionsform, wie sie z. B. auch bei der Epilepsie fokaler Genese vorkommt. Die Unterscheidung zwischen primär generalisierten großen Anfällen und großen Anfällen mit fokaler Genese ist klinisch wichtig, da beide Anfallsformen nach Pathogenese und Prognose unterschiedlich sind und insbesondere einer unterschiedlichen Therapie bedürfen.

Klinik: Der klassische tonisch-klonische Grand mal-Anfall mit seinem blitzartigen Beginn ohne Vorboten und Aura wird andernorts (s. S. 34 u. 79) geschildert. Jedoch finden sich im Kindesalter vielfältige Variationen hinsichtlich der Anfallsausprägung. So können insbesondere bei Säuglingen und Kleinkindern die Kloni wechselnd seitenbetont sein und es können zusätzliche adversive Kopf- und Augenbewegungen vorkommen. Bei Säuglingen kann die tonische Phase stark verkürzt sein oder fehlen, es findet sich jedoch auch, wenn auch selten, die Ausprägung als primär tonischer Grand mal. Für den Verlauf wichtig sind insbesondere bei Kleinkindern Grand mal-Staten, die relativ selten sind, häufiger kommen prolongierte Einzelanfälle vor. Es handelt sich um akut lebensbedrohliche Zustände, wobei durch sekundäre Komplikationen wie Hyperpyrexie, Aspiration, Pneumonie, Herz- und Kreislaufinsuffizienz mit Lungenödem in fünf bis zehn Prozent ein letaler Ausgang zu befürchten ist.

50

EEG-Befunde: In der tonischen Phase finden sich häufig nach initialer Abflachung kontinuierliche, weitgehend symmetrische rasche Spitzen. Mit Einsetzen der Kloni werden die Spikes zunehmend, meist im gleichen Rhythmus wie die Kloni, von langsamen Wellen unterbrochen. Gegen Ende des Anfalls kommt es zu einer diffusen Verlangsamung. Primär generalisierte tonische Anfälle zeigen sich in Serien von raschen, oft sehr regelmäßigen Spitzen. Da die EEG-Ableitung im Anfall nicht immer möglich ist, kommt dem Intervall-EEG bei primär generalisierter Grand mal-Epilepsie eine besondere Bedeutung zu, wobei die Befunde je nach Alter der Patienten unterschiedlich sind: Bei Kleinkindern wird die Grundaktivität von Theta-Rhythmen beherrscht, wobei häufig, jedoch nur im Schlaf, kurze Gruppen sehr unregelmäßiger „spikes and waves" auftreten. Bei älteren Kindern kann die Grundaktivität weitgehend normal sein, gehäuft finden sich jedoch irreguläre Spikes und Waves in kurzen Gruppen. Oft besteht eine Photosensibilität, der Schlafentzug ist eine besonders effektive Provokationsmethode und wird im Schlafentzugs-EEG genutzt.

Die Manifestation primär generalisierter Grand mal-Anfälle findet sich bevorzugt in den ersten drei Lebensjahren und zwischen dem neunten und fünfzehnten Lebensjahr. Frühkindlich sind Knaben häufiger betroffen als Mädchen, bei Beginn im ersten Lebensjahr (febril oder afebril), bei Vorhandensein von Theta-Rhythmen und/oder Spikes und Waves muß in der Regel eine ungünstige Prognose befürchtet werden, weil dabei meist prolongierte Anfälle im weiteren Verlauf auftreten, die zu neurologischen Residuen bis hin zur Demenz führen können. Hierbei kann es auch zu Anfällen aus dem Schlaf mit Seitenbetonung kommen als Zeichen einer sekundären Fokalisierung. Als besonders ungünstiges Zeichen im Kindesalter gilt das Hinzutreten von primär generalisierten myoklonisch-astatischen Anfällen und von Absencen.

In der Präpubertät und der Pubertät sind Knaben und Mädchen von primär generalisierten Grand mal-Anfällen gleich häufig betroffen. In dieser Altersphase verläuft diese Form der Epilepsie meist als sog. Aufwachepilepsie (besonders innerhalb der ersten zwei Stunden nach dem Erwachen oder bei nächtlichem Wecken und in Ermüdungsphasen). Auch im Jugendlichenalter besteht die Abhängigkeit des Auftretens der Anfälle von äußeren Faktoren wie Schlafentzug, starken körperlichen und seelischen Belastungen. Bei Mädchen ist eine steigende Anfallsbereitschaft vor und während der Menstruation zu beobachten.

Bei älteren Kindern und Jugendlichen ist häufig eine Kombination mit Absencen und/oder myoklonischem Petit mal vorhanden. Relativ häufig ist der Verlauf auch bei Jugendlichen als „Oligo- bzw. Gelegenheitsepilepsie", wobei die Anfälle bei diesen Patienten nur in großen Abständen und in Abhängigkeit von den genannten provozierten Umständen auftreten.

Die *Prognose* der primär generalisierten Grand mal-Epilepsie des Kindes- und des Jugendlichenalters kann unter entsprechender adäquater Behandlung als relativ günstig angesehen werden, jedoch werden immer wieder ungünstige Verlaufsformen beobachtet, besonders durch ungenügende Therapie und falsche Lebensführung. In seltenen Fällen wird auch bei ausreichender Therapie ein ungünstiger Verlauf mit häufigen, nicht voll beherrschbaren Anfällen und dann auftretender sekundärer Fokalisation beobachtet, so daß es letztendlich zu einer weitgehend therapieresistenten Defektepilepsie und dann zum Auftreten von zusätzlichen verschiedenen Anfallsformen kommt.

Primär generalisierte myoklonisch-astatische und myoklonische Epilepsie des Kleinkindes

Diese von ähnlichen Epilepsieformen multifokaler Genese abzutrennende seltene Epilepsie des Kleinkindalters beruht immer auf genetischer Disposition, wobei im EEG Photosensibilität und Theta-Rhythmisierung als zwei genetische Momente evtl. additiver Wirkung vorhanden sind, welche häufig auch im Elektroenzephalogramm nicht erkrankter Geschwister zu beobachten sind, wobei die Morbidität von 15 Prozent bei Geschwistern ebenfalls auf die genetische Genese hinweist. Hirnorganische Schäden spielen eine untergeordnete Rolle, sie haben nur Bedeutung als Realisationsfaktoren.

Klinik: Im Mittelpunkt steht der astatische Anfall, die Kinder stürzen wie vom Blitz getroffen zu Boden, nach wenigen Sekunden

Dauer erhebt sich das Kind sofort wieder. Wegen der Gefahr des heftigen Sturzes ist bei erkannter Erkrankung das Tragen eines Sturzhelms notwendig. Es werden häufig auch abortive Anfälle beobachtet, z. B. kurzes Nicken beim sitzenden Kind, schnell ablaufende Kniebeugen im Gehen, Stolpern und Taumeln durch den entstehenden Tonusverlust. Seltener sind rein myoklonische Anfälle, wobei Arme, Schultergürtel, Kopf betroffen sind, gelegentlich werden auch irreguläre Gesichtsmyoklonien, evtl. sogar mit Lautäußerungen (anfallsweises Juchzen), beobachtet. Bei ca. 50 Prozent der Patienten kommt es zu Anfallsstaten mit sehr variabler Symptomatik. Auch Phasen mit geringer motorischer Symptomatik im Sinne von lang anhaltender Apathie, Antriebslosigkeit und stuporösem Verhalten sind typisch für dieses Krankheitsbild. Gerade solche statusartigen Zustände sind oft nur durch das Elektroenzephalogramm zu klären.

EEG-Befunde: Im Anfall finden sich bei myoklonisch-astatischen Anfällen bilateral synchrone, überwiegend symmetrische, unregelmäßige Spikes und Waves und Spike-Wave-Varianten. Im Anfallsintervall findet sich fast regelmäßig eine pathologische Rhythmisierung der Grundaktivität mit dominierenden oder in Gruppen eingelagerten monomorphen, parietal betonten 4–6/sec-Rhythmen und Gruppen von parieto-okzipitalen 3–4/sec-Rhythmen. Bei den meisten Patienten besteht eine Photosensibilität.

Verlauf: Überwiegend sind Kleinkinder vom zweiten bis zum fünften Lebensjahr betroffen, Knaben dreimal häufiger als Mädchen, wobei die Kinder sich bis zum Beginn der Epilepsie normal entwickelt haben. Zeichen einer prämorbiden Hirnschädigung sind sehr selten und fehlen meist.

Prognose: Die Prognose ist insgesamt als mäßig anzusehen, sie ist bei Mädchen etwas günstiger als bei Knaben. Ein Übergang in frühkindliche Absencen-Epilepsien ist vorhanden. Ansonsten lassen früher Krankheitsbeginn, große Anfälle, Auftreten von Petit mal-Staten und zusätzliche tonische Anfälle einen ungünstigen Verlauf erwarten.

Absencen

Etwa fünf bis zehn Prozent aller kindlichen Epilepsien bestehen in Absencen mit Spike-Waves im EEG. Ausschlaggebend für das Auftreten dieser Anfallsform ist eine eindeutige genetische Disposition. So erkranken Geschwister in fünf bis zehn Prozent ebenfalls an Epilepsien verschiedener Anfallsformen und mehrfach höher ist die Zahl der als disponiert anzusehenden Geschwister.

Klinik: Betroffen sind vornehmlich Kinder zwischen dem dritten und fünfzehnten Lebensjahr, über 15 Jahre hinaus wird das Auftreten von Absencen deutlich seltener. Es handelt sich meist um normal entwickelte Kinder, die häufig aber eine psychische und vegetative Labilität aufweisen. So finden sich vermehrt vasomotorische Kopfschmerzen, Migräne, Neigung zu Bauchschmerzen, Übelkeit und Erbrechen. Die Kinder sind insgesamt leicht störbar, zeigen häufig verkürzte Aufmerksamkeitsspannen, Einschlafstörungen, lebhafte Träume und eine maximale Schlaftiefe erst am frühen Morgen.

Das Leitsymptom ist der unvermittelt einsetzende Bewußtseinsverlust von fünf bis zwanzig Sekunden, selten von längerer Dauer, plötzlich ohne Aura einsetzend und plötzlich endend. Das Kind bekommt einen starren Blick, der ins Leere geht, die Augen sind geöffnet, evtl. leicht nach oben gerichtet. Das Kind verharrt plötzlich, unterbricht seine Tätigkeit, es besteht Amnesie für den Anfall. Zusätzlich sind Myoklonien möglich, meist in einer Frequenz von 3/sec, insbesondere im Bereich des Kopfes, der Augenlider, aber auch der Arme und des Schultergürtels; es wird dann von myoklonischen Absencen gesprochen. Bei länger auftretenden Absencen finden sich motorische Automatismen wie Schluck-Leckbewegungen, Schmatzen, Kauen, Zupfen und Nesteln mit den Händen. Vorhandene automatisierte Bewegungsabläufe wie z.B. Schreiben, Radfahren, Gehen, Klavierspielen werden gelegentlich gestört fortgesetzt. Eine seltene Variante sind die Blinzelabsencen, hier ist eine Verwechslung mit Tic-Krankheiten möglich.

Die Anfälle können provoziert werden durch emotionale Erregung, Erschöpfung und insbesondere durch willkürliche Hyperventilation, was für die Diagnostik wichtig ist. Aufmerksamkeitssteigerung kann

Absencen verhindern, gelegentlich ist die Unterbrechung einer Absence durch laute Ansprache und durch Schmerzreize möglich.

Von *atypischen Absencen* wird dann gesprochen, wenn initial eine tonische Symptomatik vorhanden ist, die selten auch adversiv oder mit rotatorischen Bewegungen auftritt, und zwar konstant zur gleichen Seite, gelegentlich auch mit Tonusverlust (astatische Absencen). Die Absencen können auch als Status auftreten (Petit mal-Status, Dämmerzustand mit Spike-Wave-EEG). Hierbei können die Absencen über Stunden, Tage und länger anhalten. Die Patienten erscheinen verträumt, umdämmert und verlangsamt. Gelegentlich sind motorische Phänomene wie Myoklonien und Automatismen mit vorhanden.

EEG-Befunde: Während der Absence finden sich kettenförmig angeordnete Spikes und Waves mit einer Frequenz von 2,5 bis 4/sec mit zahlreichen Abweichungen im Intervall. Hierbei zeigen sich kurze Gruppen von Spikes und Waves, bei jüngeren Kindern evtl. parietal betonte Theta-Rhythmen, oft in Kombination mit gruppierten okzipitalen Rhythmen von 4/sec. 30 bis 40 Prozent der befallenen Kinder zeigen eine deutliche Photosensibilität.

Die häufigste Verlaufsform ist die der *Pyknolepsie,* die bei Kindern zwischen dem fünften und achten Lebensjahr, und hier häufiger bei Mädchen als bei Knaben, vorkommt, wobei es sich meist um normal entwickelte Kinder handelt. Die Absencen treten hier in starker Häufung auf, bis zu hundert Mal und mehr am Tage, wobei sich im EEG die beschriebenen Spikes und Waves in einer Frequenz um 3/sec finden.

Bei 30 bis 50 Prozent der Kinder mit Pyknolepsie muß mit der Entwicklung einer Grand mal-Epilepsie gerechnet werden, wobei hier der Manifestationsgipfel zwischen dem neunten und vierzehnten Lebensjahr liegt; ab dem vierzehnten Lebensjahr ist das Risiko des Auftretens einer Grand mal-Epilepsie nur noch mit 10 bis 15 Prozent zu veranschlagen und nimmt danach weiter ab. Die Gefährdung des Auftretens von zusätzlichen Grand mal-Epilepsien ist besonders groß bei Vorkommen von Petit mal-Staten. Das Auftreten einer zusätzlichen Grand mal-Epilepsie ist bei ordnungsgemäßer Therapie und entsprechender Überwachung meist zu vermeiden. Ungünstig jedoch ist das frühe Auftreten von großen Anfällen.

Unter ordnungsgemäßer Therapie ist die Prognose der Absence-Epilepsie verhältnismäßig günstig. Bei komplikationslosem Verlauf kann die Therapie frühestens nach zweijähriger Anfallsfreiheit beendet werden, nicht aber während der Vorpubertät und Pubertät. Auch anfallsfreie Patienten müssen über die Pubertät hinaus in größeren Abständen kontrolliert werden, um Rezidive zu erfassen und zu behandeln und das Auftreten einer Grand mal-Epilepsie zu vermeiden. Wichtig ist bei dieser Epilepsieform eine vernünftige Lebensführung, wobei insbesondere Schlafentzug und unregelmäßige Lebensweise zu vermeiden sind.

Myoklonische Petit mal-Epilepsie des Jugendlichen
(Impulsiv Petit mal nach JANZ, massiver bilateraler Myoklonus)

Diese Epilepsieform ist von dem frühkindlichen myoklonischen Petit mal des Kleinkindes abzugrenzen. Auch sie beruht auf einer hereditären Disposition. Bei vier Prozent aller Geschwister kommen klinisch manifeste Anfälle, allerdings unterschiedlichen Typs vor, wie auch etwa bei fünf Prozent der Nachkommen Anfallserkrankungen beobachtet werden. Elektroenzephalographische Merkmalsträger sind in betroffenen Familien noch häufiger anzutreffen, organische Hirnschäden spielen in der Pathogenese zunächst eine untergeordnete Rolle.

Klinik: Das im Vordergrund stehende führende klinische Symptom sind symmetrische komplexe Myoklonien im Bereich des Kopfes, des Schultergürtels und der Arme. Hierbei können die myoklonischen Stöße einzeln auftreten, häufiger zeigen sie sich in Salven oder in Schauern. Dabei kann es zu heftigen schleudernden Bewegungen der Arme bei gleichzeitiger Öffnung der Hände kommen. Durch die stoßartigen Bewegungen kann die Haltungskontrolle verloren gehen, so daß die Kranken aus dem Gleichgewicht geraten und zu Boden stürzen. Es ist jedoch auch möglich, daß die Myoklonien sehr schwach sind, so daß es kaum zu Bewegungseffekten kommt. Im typischen Fall ist das Bewußtsein nicht eingeschränkt. Wenn Myoklonien mit kurzen Bewußtseinspausen kombiniert sind, so besteht ein

56

Übergang zu den myoklonischen Absencen. Myoklonische Anfälle sind durch Hyperventilation weniger leicht provozierbar als Absencen, häufig jedoch wirkt die Photostimulation aktivierend, die beste Provokationsmethode ist jedoch der Schlafentzug.

Als für das Kindesalter wichtige Formen generalisierter Epilepsien fokaler Genese, die außerdem noch eine typische Altersgebundenheit aufweisen, sind noch die BNS-Krämpfe und das sog. LENNOX-Syndrom (myoklonisch-astatische Epilepsie fokaler Genese) zu besprechen.

BNS-Krämpfe (Propulsiv Petit mal-/WEST-Syndrom)

Von dieser charakteristischen Epilepsieform sind überwiegend Säuglinge zwischen dem zweiten und achten Lebensmonat betroffen, Knaben sehr viel häufiger als Mädchen. Meist handelt es sich um zerebral vorgeschädigte Kinder, wobei ätiologisch alle Schädigungen in Betracht kommen, die das Kind während der Schwangerschaft, in der Perinatalzeit und in der frühen Säuglingszeit befallen können; weiterhin gehören Fehlbildungen, metabolische und degenerative Erkrankungen dazu.

Klinik: Der Blitzkrampf ist das Leitsymptom der Erkrankung, wobei Arme und Beine blitzartig nach vorne und außen, seltener nach oben geschleudert werden und der Kopf und Rumpf gleichzeitig gebeugt werden und die Kinder nachfogend wieder erschlaffen. Nickkrämpfe stellen eine Abortivform dieser Blitzkrämpfe dar. Bei den sog. Salaam-Krämpfen verläuft der Beugeanfall zeitlich gedehnter, jedoch ist auch bei diesem Anfallstyp der Beginn blitzartig. Die Blitzkrämpfe gleichen einem sehr heftigen schreckhaften Zusammenzucken, begleitend finden sich Gesichtsröte, gelegentlich Zyanose, Speichelfluß und auch tonische Beugekrämpfe. Dies kann vereinzelt, typischerweise aber auch in Serien auftreten. Der Anfallsserie folgt ein Erschöpfungsschlaf.

EEG-Befunde: In typischen Fällen zeigt das EEG unabhängig von den einzelnen Anfällen eine kontinuierliche Hypsarrhythmie, wobei Wellen von langsamer Frequenz und steilem Ablauf bei hoher Amplitude beherrschend auftreten, denen mit wechselnder Lokalisation Spikes, Sharp-Waves und Sharp and Slow-Waves eingelagert sind. Im Schlaf treten regelmäßig ein bis drei Sekunden dauernde Black out-Strecken auf.

Verlauf: Die Prognose bei BNS-Krämpfen ist in der Regel meist ungünstig. Häufig gehen ihnen schon epileptische Anfälle anderen Typs, vor allem fokale und große Anfälle, voraus, nur selten sistieren die BNS-Krämpfe am Ende des Säuglingsalters spontan oder unter Therapie, ohne daß andere Anfälle auftreten.
Entsprechend nimmt die geistige Entwicklung der Kinder nur etwa in zehn Prozent der Fälle einen normalen Verlauf. Eine kontinuierliche Hypsarrhythmie scheint auch ohne häufige Anfälle zu irreparablen Hirnschäden führen zu können. Die Prognose scheint etwas günstiger, wenn die Entwicklung der Kinder bis zum Epilepsiebeginn normal verlief und die Epilepsie therapeutisch rasch beherrscht werden kann.

Myoklonisch-astatische Epilepsie fokaler Genese
(LENNOX-Syndrom)

Diese Epilepsieform ist durch eine besonders reichhaltige Symptomatik mit verschiedenen Formen von kleinen, fokalen und großen Anfällen sowie von sehr variablen EEG-Veränderungen gekennzeichnet. Insofern wird das Lennox-Syndrom nicht einheitlich eingeordnet. Jedoch ist die myoklonisch-astatische Epilepsie multifokaler Genese sicher eine Entität, was sich insbesonders hinsichtlich der Pathogenese, Prognose und Therapie auswirkt und weswegen mit Recht diese Epilepsieform von den zuvorbesprochenen primär generalisierten kleinen Anfällen myoklonischer und astatischer Natur unterschieden wird. Betroffen sind Kinder zwischen dem zweiten und siebten Lebensjahr, hierbei Knaben häufiger als Mädchen. Überwiegend handelt es sich um Kinder mit einer erheblichen Hirnschädigung, wobei als Ursache praktisch alle Schädigungen, die das Gehirn treffen können, in Frage kommen. Im Vordergrund stehen hier neurometabolische und degenerative Erkrankungen. Im Gegensatz zum primär generalisierten myoklonisch-astatischen Petit mal spielt hier eine konstitutionelle Krampfbereitschaft nur eine geringe Rolle.

Klinik: Führende Symptome sind Sturzanfälle, myoklonische und tonische Anfälle. Die astatischen Anfälle sind auch bei großen Kindern sehr stark und blitzartig ausgeprägt, wobei meist eine kurze initiale Herdsymptomatik zu sehen ist wie Wendung zu einer Seite, immer gleichseitig gerichteter Sturz, initiale Streckung eines Armes und ähnliches. Die Neigung zu Tage und Wochen anhaltenden Staten ist sehr groß. Der ausgeprägte Status ist gekennzeichnet durch dauerndes serienhaftes Nicken und Stürzen bei gleichzeitigen blitzartigen, zum Teil symmetrischen, zum Teil irregulären Myoklonien, insbesondere im Schultergürtel, in den Armen und Händen sowie im Gesicht.

EEG-Befunde: Im EEG finden sich fokale, häufig multifokale Sharp and Slow-Waves mit Generalisierungstendenz in Form von Hypsarrhythmie, generalisierten bilateral synchronen Sharp and Slow-Waves und Spike-Wave-Varianten. Gelegentlich treten absenceähnliche Muster auf. Die Korrelation zwischen Elektroenzephalogramm und klinischer Symptomatik ist sehr viel lockerer und unbestimmter als beim primär generalisierten myoklonisch-astatischen Petit mal. Wichtig ist bei dieser Epilepsieform die Suche nach einer neurometabolischen und degenerativen Erkrankung, so daß sie besonders einer eingehenden klinischen Diagnostik bedürfen.

Verlauf: Die Prognose ist ungünstig zu stellen, die Sturzanfälle sind häufig therapieresistent. Mit zunehmendem Alter treten fokale Anfälle in den Vordergrund, die astatische Symptomatik bildet sich zurück. Die geistige Leistungsfähigkeit der Kinder ist sowohl durch die schon in vielen Fällen vorbestehende zerebrale Schädigung wie auch durch die nicht zu beherrschenden Anfälle stark beeinträchtigt.

Partielle (fokale) Epilepsien

Auf diese Form epileptischer Anfallserkrankungen kann hier nur kurz eingegangen werden. Diese Epilepsieformen sind nicht altersgebunden und zeigen eine mannigfaltige Symptomatik. Ihre Pathogenese ist in der Regel vielschichtig, jedoch spielen hirnorganische Schäden und Erkrankungen eine dominierende Rolle. Bei fokalen Epilepsien der frühen Kindheit überwiegen perinatale Schäden. Die kraniale Computertomographie hat in den letzten Jahren durch Verfeinerung der Diagnostik die Zahl der fokalen Epilepsien unklarer Genese verkleinert, insbesondere durch Nachweis von kleinen Narben, umschriebenen Hirnatrophien, Abortivformen der tuberösen Sklerose und Frühstadien kleiner Tumoren. Zusätzlich spielt bei einem Teil der Kinder offensichtlich auch eine hereditäre Disposition eine Rolle.

Von der klinischen Symptomatik her werden motorische Herdanfälle, sensible Herdanfälle, sensorische Herdanfälle, Adversivkrämpfe und psychomotorische Anfälle unterschieden. Wichtig bei der Beurteilung partieller Epilepsien ist die Unterscheidung, ob die Anfälle mit elementarer Symptomatik einhergehen, d. h. mit erhaltenem Bewußtsein, oder ob eine komplexe Symptomatik vorliegt, d. h. ob eine primäre initiale Störung des Bewußtseins oder eine sekundäre Störung des Bewußtseins vorliegt.

Von besonderer Bedeutung sind im Kindesalter Halbseitenkrämpfe, von denen vorwiegend Kleinkinder betroffen sind und unter deren Bild häufig auch Fieberkrämpfe verlaufen. Ebenso relativ häufig sind im Kindesalter psychomotorische Anfälle (Partialanfälle mit komplexer Symptomatologie), denen meist eine organisch bedingte Funktionsstörung im Temporallappenbereich zugrunde liegt. Auch bei Kindern ist in ca. 75 Prozent eine Aura mit vielgestalter Symptomatik vorhanden.

Eine besondere Verlaufsform partieller Epilepsien ist die sog. *gutartige kindliche Epilepsie* mit zentro-temporalen Sharp-Waves, die nach neueren Untersuchungen acht bis zehn Prozent aller kindlichen Epilepsien ausmacht. Trotz dramatischer klinischer Symptomatik und gelegentlich massiver EEG-Veränderungen nimmt die Krankheit einen gutartigen Verlauf. Betroffen sind normal entwickelte Kinder zwischen dem zweiten und zwölften Lebensjahr, wobei das klinische Bild vor allem durch partielle/fokale Anfälle während des morgendlichen und abendlichen Leichtschlafes gekennzeichnet ist. Charakteristisch sind sensible Mißempfindungen im Bereich des Mundes, einer Gesichtshälfte sowie auch gelegentlich im Bereich des Schlundes, des Pharynx und des Kehlkopfes mit Speichelfluß und Sprachstörungen. Davon ausgehend kann es zu Halbseiten- und generalisierten Anfällen kommen.

Während des Anfalls zeigt das EEG Sharp-Waves mit zentro-temporaler Lokalisation. Die Ätiologie dieser Epilepsieform ist ungeklärt, sie beruht wahrscheinlich auf einer speziellen genetischen Disposition. Die Anfälle bilden sich mit Beginn oder während der Pubertät zurück, und unter der Therapie mit Carbamazepin wird rasch während der Manifestationszeit eine Anfallsfreiheit erreicht.

Eine große praktische Bedeutung haben *Fieberkrämpfe,* auch Infektkrämpfe genannt, da ca. 3 bis 4 Prozent aller Kinder mindestens einmal während der Kinder- und Jugendzeit einen Fieberkrampf erleiden, wobei besonders Kinder im zweiten und dritten Lebensjahr betroffen sind, selten Säuglinge und ältere Kinder.

Noch wichtiger ist das Ergebnis neuerer Untersuchungen, die belegen, daß bei 17 Prozent der Kinder mit Infektkrämpfen der Fieberkrampf das erste Symptom einer beginnenden Epilepsie darstellt. Es hat sich die Einteilung in „einfache" und „komplizierte" Fieberkrämpfe bewährt, da bei letzteren das Risiko eines späteren Auftretens von chronisch-rezidivierenden Anfällen ohne Fieber bedeutend größer ist.

Von *komplizierten Fieberkrämpfen* wird gesprochen, wenn *eines* der folgenden Kriterien vorliegt:

1. Eine familiäre Belastung mit Epilepsie (ohne Fieberkrämpfe!),
2. Zeichen zerebraler Vorschädigung,
3. Auftreten im ersten Lebensjahr oder nach dem vierten Geburtstag,
4. Anfallsdauer länger als 15 Minuten bzw. wiederholte Fieberkrämpfe während eines Infektes,
5. Herdsymptome beim oder nach dem Anfall,
6. mehrfache Wiederholung von Fieberkrämpfen (mehr als vier),
7. pathologische EEG-Veränderungen (z. B. Herdbefund, hypersynchrone Potentiale).

Bei *einfachen Fieberkrämpfen* erfolgt keine Einstellung auf eine antikonvulsive Dauertherapie, wichtig ist die Anfallsunterbrechung, ansonsten die Anfallsprophylaxe mit Antipyretika und die Gabe von Diazepam-Rectiolen, besonders bei ungenügendem Fieberabfall. Komplizierte Fieberkrämpfe bedürfen einer antikonvulsiven Dauertherapie (mit Barbitursäurederivaten, neuerdings auch mit Natrium-Valproat). Diese Therapie kann bei Anfallsfreiheit nach zwei Jahren schrittweise abgesetzt werden, vorausgesetzt, daß das Elektroenzephalogramm keine erhöhte Anfallsbereitschaft aufweist.

Auf den Problemkreis der Anfälle bei Neugeborenen und jungen Säuglingen, auf die sog. Reflexepilepsien und auf die pathogene Epilepsie kann hier nicht eingegangen werden.

Die klinische Einteilung der Epilepsien ist nicht nur von erkenntnistheoretischem und akademischem Interesse, sie bildet vielmehr die Grundlage für eine gezielte, der jeweiligen Epilepsieform angepaßte Therapie. Ebenso wichtig wie die Differentialdiagnose und die Differentialtherapie der Epilepsien ist jedoch die Abgrenzung der Epilepsie von synkopalen Anfällen anderer Genese wie stoffwechselbedingten Synkopen, von Affektkrämpfen, von hysterischen und psychogenen Anfällen, vom Pavor nocturnus, von einer Migräne bzw. der Migraine accompagnée, der Hyperventilationstetanie und den verschiedenen Formen des Tics, um nicht Kinder und Jugendliche falsch mit der Diagnose einer Epilepsie zu versehen.

Literatur

1. Doose H (1980) Zerebrale Anfälle. In: Bachmann KD, Ewerbeck H, Joppich G, Kleihauer E, Rossi E, Stalder GR (Hrsg) Pädiatrie in Praxis und Klinik, Band III. Fischer u. Thieme, Stuttgart New York S 17215–17256
2. Doose H (1982) Aktuelle Aspekte der kindlichen Epilepsie. In: Gross-Selbeck G (Hrsg) Das anfallskranke Kind. Edition m + p, Hamburg S 23–29
3. Janz D (1969) Die Epilepsien. Thieme Stuttgart
4. Weinmann HM (1982) Klassifikation zerebraler Anfälle und Einteilung der Epilepsien im Kindesalter. In: Gross-Selbeck G (Hrsg) Das anfallskranke Kind. Edition m + p, Hamburg S 11–22

Epilepsien und Psychosen

G.-K. KÖHLER

Die psychotischen Syndrome der Anfallskranken stellen den Nervenarzt in Klinik und Praxis vor erhebliche Probleme, weil ihre Diagnostik den Einsatz sowohl klinisch-neurologischer Methoden als auch computertomographische Untersuchungen und elektroenzephalographische Verlaufsanalysen ebenso erfordert wie subtile psychopathologische Querschnitts- und Verlaufsbeobachtungen. Dieser mehrdimensionalen Diagnostik entspricht eine differenzierte Kurz- und Langzeittherapie. Patienten mit psychotischen Syndromen bei Epilepsie bedürfen einer Behandlung, die die Gabe von Psychopharmaka und antiepileptischen Medikamenten auf der biologischen Seite mit psychiatrischen, sozialpsychiatrischen und psychotherapeutischen Methoden auf der psychologischen und psychosozialen Seite verbindet.

Hinzu kommt, daß die Erforschung basaler neurophysiologischer und biochemischer Prozesse bei akuten und chronischen psychotischen Episoden und psychotischen Syndromen Anfallskranker in den letzten Jahren bedeutende Fortschritte gemacht hat. Verwandte Angriffspunkte und Wirkungsmechanismen von Neuroleptika und Tranquilizern bzw. antikonvulsiver Medikamente wie Natrium-Valproat im Neurotransmitterstoffwechsel vor allem dopaminerger, noradrenerger und GABA-erger Regelkreise des Gehirns halten das Interesse der neurophysiologischen und biochemischen Grundlagenforschung an den psychotischen Syndromen Anfallskranker als „Modellpsychosen" für körperlich begründbare, vor allem aber für die endogenen Psychosen des schizophrenen Formenkreises wach. Gleichzeitig vollzieht sich eine Intensivierung der psychopathologischen Grundlagenforschung, die sich das Herausarbeiten differentialdiagnostisch wichtiger Unterschiede im Erscheinungsbild psychotischer Syndrome bei Anfallskranken und endogener Psychosen zum Ziel setzt.

Wie in der Psychosenforschung außerhalb der Epileptologie auch, werden die vor allem aus dem deutschsprachigen Raum stammenden psychoanalytischen Interpretations- und Therapieversuche psychotischer Syndrome bei Anfallskranken durch Studien zur Familienstruktur mit dem Ziel der Familientherapie auch beim Anfallskranken, der an einer Psychose erkrankt, ergänzt. In der Epileptologie entwickelte sich die Erforschung der psychotischen Syndrome Anfallskranker zu einem Spezialgebiet. Konsequenterweise bildeten führende Epileptologen im Jahre 1979 in Florenz eine internationale Arbeitsgruppe zum Studium der Psychosen bei Epilepsie. Sie befaßt sich mit der Klassifikation der psychotischen Syndrome bei Anfallskranken, mit Untersuchungen zur Rolle antikonvulsiver Medikamente für Entstehung und Rückbildung seelischer Störungen sowie mit der Erforschung der komplizierten Beziehungen zwischen Statusformen epileptischer Anfälle und epileptischen Psychosen. In der nervenärztlichen Praxis führte die Entwicklung auf diesem Gebiet dazu, daß mit Recht behauptet werden darf, es gäbe kaum andere psychopathologische Syndrome, zu deren erfolgreicher Therapie so viele biologische und psychologische Kenntnisse, Voraussetzungen und Erfahrungen erforderlich sind, wie dies für die Diagnostik und Therapie der Psychosen bei Epilepsien gilt. Die Behandlung dieser Syndrome ist weder rein neurologisch-psychiatrisch noch ausschließlich sozialpsychiatrisch, tiefenpsychologisch oder psychotherapeutisch. Sie gehört in die Kompetenz des zur mehrdimensionalen Diagnostik und Therapie befähigten und ausgebildeten Nervenarztes.

Definition und Einteilung psychotischer Syndrome bei Epilepsien

Die Begriffsbestimmung der Psychosen bei Anfallskranken hat eine wechselvolle Geschichte. Unser Titel „Epilepsien und Psychosen" könnte den Eindruck erwecken, es bestünde ein Nebeneinander von psychotischen Syndromen und epileptischen Anfällen beim gleichen Patienten, etwa im Sinne GRIESINGER's, der die „Epilepsie mit sekundären Seelenstörungen" von „Seelenstörungen mit sekundärer Epilepsie" trennte (1876).

Treffen episodische oder permanente Psychosen mit epileptischen Anfällen oder mit Epilepsien zusammen, dann handelt es sich nicht um eine Krankheitseinheit im naturwissenschaftlichen Sinn. Es gibt auch keine kausalen Beziehungen zwischen *der* Psychose und *dem* epileptischen Anfall. Fast jede Kombination „endoformer" oder „exomorpher" Psychosen mit jedem Anfallstyp bzw. jeder Epilepsieform ist beschrieben worden.

Ursächlich fassen wir Psychosen bei Anfallskranken heute nicht mehr im Sinne von KAHLBAUM (1874) auf, der das „Irresein als Komplikation der Epilepsie" definierte, d.h. in den Psychosen der Anfallskranken Symptome oder Epiphänomene einer das Gehirn primär betreffenden *Krankheit Epilepsie* sah. Umgekehrt halten wir den epileptischen Anfall auch nicht mehr für ein Symptom einer besonderen Psychose. Neben Schizophrenie und Zyklothymie sprechen wir nicht von der „dritten Geisteskrankheit" Epilepsie.

Der klinische Sammelbegriff „epileptische Psychosen" umfaßt – und darüber scheint Einhelligkeit zu bestehen – eine *heterogene* Gruppe psychopathologischer Syndrome bei Anfallskranken. Trotz detaillierter morphologischer, pathophysiologischer und biochemischer Erkenntnisse selbst im Bereich der körperlich begründbaren Psychosen ist es nun – wie VLIEGEN (1967) einmal feststellte – nicht möglich, diese Kenntnisse als begriffliches Kriterium für den Begriff Psychose zu verwenden, weshalb auch wir den Begriff der „epileptischen Psychosen" in erster Linie *psychopathologisch* definieren. Wir sind uns dabei bewußt, daß diese psychopathologische Definition des Psychosenbegriffs bei Anfallskranken in Zukunft wahrscheinlich durch *psychodynamische* Kriterien ergänzt werden dürfte. Bis jetzt grenzen wir jedoch die verschiedenen psychopathologischen Querschnittsbilder und Verlaufstypen, die in der Vergangenheit bei Anfallskranken beschrieben wurden, als „Psychosen" von anderen, als nichtpsychotisch bezeichnete „abnorme Spielarten" seelischen Wesens ab. Als epileptische Psychosen werden fast alle psychopathologischen Syndrome bezeichnet, die bei Patienten auftreten, die an epileptischen Anfällen leiden oder zumindest gelitten haben. Von epileptischen Psychosen wird aber auch gesprochen, wenn die Psychose schon vor der Manifestation des Anfallsleidens auftritt. Wir nehmen an, daß die Manifestation der Psychose und das Auftreten epileptischer Anfälle mehr als ein zufälliges Zusammentreffen ist. Das Gemeinsame und Besondere der epileptischen Psychosen sehen wir in der mehr oder weniger engen Wechselwirkung zwischen psychotischem Syndrom und epileptischen Anfällen bzw. Epilepsien und im Zusammenspiel oder Gegeneinanderwirken ihrer biologischen bzw. psychologisch-psychosozialen Bedingungskonstellationen. Dabei laufen komplizierte neurophysiologische und biochemische Basisprozesse in bestimmten, wahrscheinlich meso-limbischen Funktionskreisen des Gehirns ab (KÖHLER 1977).

Klassifikation bzw. Differentialtypologie der Psychosen bei Epilepsien

Die Klassifikation bzw. Differentialtypologie der Psychosen bei Epilepsien richtet sich vornehmlich nach dem psychopathologischen Zustandsbild, aber auch nach dem Verlauf, vor allem nach der Rückbildungsfähigkeit der psychopathologischen Syndrome (DONGIER 1959; BRUENS 1971, 1974, HELMCHEN 1968; KÖHLER 1977b). Die meisten Autoren unterscheiden zwischen Psychosen mit Störungen des Bewußtseins (Dämmerzustände, twilight states) und Psychosen mit allenfalls geringfügigen Bewußtseinseinengungen oder einem normalen Bewußtsein (episodische Verstimmungen, endoforme Psychosen, psychoses with normal level of consciousness).
Epileptische *Psychosen mit Bewußtseinsstörungen* lassen vor allem *quantitative* Beeinträchtigungen des Bewußtseins erwarten. Die Bewußtseinstrübung kann – wie bei den von KLEIST 1928 im genetischen Umfeld der Epilepsien beschriebenen episodischen Dämmerzuständen – gering sein. Bewußtseinseinengungen bestehen, abgesehen von der Beeinträchtigung des Bewußtseins durch Halluzinationen oder Wahnbildungen, in einer Einschränkung des Bewußtseinsumfangs, wobei „Gedanken, Gefühle und Antriebe auf einen bestimmten Kreis eingeengt und die Bewußtseinspforten nur für Gegenstände geöffnet sind, die in diesen Kreis hineinpassen" (PETERS 1971).
Zu diesen psychopathologischen Syndromen rechnen wir auch die akute und chronische Verwirrtheit – nach ZEH (1960) ein Leistungszerfall im Sinne eines ausgesprochenen Ordnungsverlustes. Dazu ge-

hören die schwere Desorientiertheit sowie ein Zerfall von Denken und Handeln zugleich. Nach wie vor zutreffend ist für solche psychotischen Syndrome mit quantitativen und erheblichen qualitativen Bewußtseinsstörungen der Begriff des „epileptischen Dämmerzustandes". Es handelt sich um prä- oder postparoxysmale Dämmerzustände, um den Petit mal-Status oder Absencen-Status, den Status psychomotoricus, um Dämmerzustände ohne zeitliche Beziehungen zu den epileptischen Anfällen (autochthone Dämmerzustände) und um andere delirante Syndrome. Seltener als früher werden postparoxysmale Dämmerzustände beschrieben, die sich länger hinziehen und in denen optische Halluzinationen, angsterzeugende, erschreckende oder religiöse Wahninhalte, eine Antriebsstörung im Sinne des Beschäftigungssyndroms oder andere Symptome auftreten.

Von besonderer differentialdiagnostischer Bedeutung sind *hysterische Dämmerzustände*. Über dieses Gebiet geben die Arbeiten vor allem von RABE 1970 einen recht guten Überblick, so daß wir an dieser Stelle auf weitere Ausführungen verzichten. Wichtig ist aber der Hinweis auf ein anderes differentialdiagnostisches Problem, auf die *Abgrenzung der „kleinen" epileptischen Anfälle bzw. des Status psychomotorischer Anfälle von epileptischen Psychosen* (KÖHLER 1980a). Gemeinsamkeiten im psychopathologischen Erscheinungsbild, vor allem Wahrnehmungsstörungen und Veränderungen des Bewußtseins, aber auch abnorme Rhythmisierungen (Parenrhythmien) mit und ohne steile Entladungen im Elektroenzephalogramm, führten dazu, daß von einzelnen Autoren auch die Absence und der psychomotorische Anfall als „Psychose" interpretiert wurden. So hat PENIN, dem wir die Einbeziehung der Akuität psychotischer Syndrome in die psychopathologisch-elektroenzephalographische Verlaufsbeobachtung bei körperlich begründbaren und endogenen Psychosen verdanken, im Zusammenhang mit Untersuchungen zur Prozeßaktivität schizophrener Syndrome darauf hingewiesen, daß man auch den psychomotorischen Anfall und die Absence als zeitgeraffte Psychosen deuten könne (PENIN 1971a).

Noch mehr imponieren der Status psychomotorischer Anfälle oder der Absencen-Status psychopathologisch als Dämmerzustände, als Psychosen.

Mit Recht hat HALLEN (1970) betont, daß der psychomotorische Anfall so schwer zu etikettieren und terminologisch zu fixieren ist, weil es sich im Grunde um eine psychotische Verhaltensstörung handelt, die durch die epileptische Erregung eines definierbaren zerebralen Substrats angeregt wird und sich um einen echten kleinen epileptischen Anfallskern gruppiert. Dies gilt noch mehr für den Status psychomotoricus, bei dem die endogenen Anfallskerne mit ihren „Geschehnissen am Patienten" (HALLEN) gegenüber den anteparoxysmalen Präludien der Auren und der Nachspiele postparoxysmaler Dämmerzustände in den Hintergrund treten. Obwohl Wahrnehmungs- und Empfindungsstörungen, Bewußtseinstrübungen oder Bewußtseinseinengungen überwiegen können, ist dieser Anfallskern mit seinen unverkennbaren, charakteristischen, sonst bei Psychosen nicht zu beobachtenden letztlich motorischen Entäußerungen im Status psychomotoricus immer enthalten. Bestimmte Formen des Status psychomotorischer Anfälle bezeichnen wir deshalb wegen der im Vordergrund stehenden psychopathologischen Symptomatik, vor allem wegen der Wahrnehmungs- und Bewußtseinsstörungen, als Sonderform aktiver epileptischer Psychosen im zeitlichen Zusammenhang mit kleinen Anfällen, die sich aber durch den stets erforderlichen klinischen Nachweis eines Anfallskerns (bei der Aura continua durch die kontinuierliche Rhythmizität der psychischen Phänomene) von anderen Psychosen bei Epilepsien unterscheiden (KÖHLER 1980a).

Im Gegensatz zu anderen Statusformen erleichtern elektroenzephalographische Muster bei Status psychomotoricus am wenigsten die differentialdiagnostische Abgrenzung gegenüber den epileptischen, schizophrenieähnlichen Psychosen, weil abnorme Rhythmisierungen (Parenrhythmien nach PENIN 1971a) mit und ohne steile Entladungen im EEG den Staten psychomotorischer Anfälle und den aktiven Psychosen bei Anfallskranken gemeinsam sind. Damit kommt der klinischen Beobachtung bzw. der Erfassung des Anfallskerns eine entscheidende diagnostische Bedeutung zu. Von den Syndromen mit Bewußtseinsstörungen werden episodische Psychosen und *psychotische Syndrome mit geringfügiger Betroffenheit des Bewußtseins* unterschieden: episodische Verstimmungen, affektive und schizophrenieähnliche Psychosen bei Epilepsien. Die von LANDOLT (1963) beschriebene forcierte Normalisierung des Elektroenzephalogramms vor bzw. während depressiver Verstimmungen und endoformer Psychosen bei Anfallskranken könnte als Argument für die Zuordnung auch der *episodischen, depressiven oder maniformen Verstimmungen* zu den körperlich begründbaren Psychosen der Anfallskranken dienen. Außerdem besteht nicht selten ein alternatives Verhältnis zwischen den episodischen Verstimmungen und der Häufigkeit bzw. Schwere der Anfälle (KÖHLER 1973, 1975).

Leider fehlen Untersuchungen zur seelischen Motivation episodischer Verstimmungen Anfallskranker bzw. zur Bedeutung psychoreaktiver Vorgänge für Entstehung und Verlauf dieser epileptischen Verstimmungen.

Die *Affektpsychosen* der Anfallskranken stellen uns begrifflich und pathogenetisch vor besonders schwierige Probleme. Sie sind besonders intensiv von ALSEN (1980) untersucht worden. ALSEN definiert sie als akute oder chronische psychotische Manifestationen, die den endogenen Psychosen des zyklothymen Formenkreises gleichen oder bis zum Verwechseln ähnlich sind. Manche Autoren, z. B. BRUENS (1971, 1974), fanden in ihrer Kasuistik keine „stilreinen" zyklothymen Depressionen. Wir haben aber darauf hingewiesen, daß angesichts der Unspezifität psychopathologischer Phänomene davon auszugehen ist, daß depressive Verstimmungen phasenhaften Ablaufs auch bei Anfallskranken vorkommen und wir diese Syndrome nach dem psychopathologischen Querschnittsbild nicht von den zyklothymen Affektpsychosen der nichtepileptischen Patienten unterscheiden können. Auch auf dem Gebiet der phasenhaft verlaufenden Affektpsychosen anfallskranker Patienten wird in Zukunft eine intensive tiefenpsychologische bzw. psychoanalytische Forschung einsetzen, die diese psychotischen Syndrome unserem Verständnis näherbringen und neue Wege ihrer psychotherapeutischen Behandlung erschließen wird. Dabei ist nicht nur der biologische, sondern auch der psychodynamische, biographische Zusammenhang zwischen dem epileptischen Anfall und der Depression von Interesse. Manchmal manifestiert sich die „zyklothyme Depression" des Anfallskranken schon vor dem epileptischen Anfallsleiden. Oder der epileptische Anfall leitet eine neue Phase ein (oder beendet sie), während bei anderen Patienten – wie dies schon SAMT 1975 beschrieben hat – der Anfall den Zeitpunkt des Umschlagens von der depres-

siven zur manischen Phase bezeichnet. ALSEN hat die differentialdiagnostischen Unterschiede zwischen nicht-endoformen Verstimmungen, episodischen Verstimmungen, depressiven Entwicklungen,
reaktiven Depressionen, atypischen periodischen Verstimmungen
und endoformen affektiven Psychosen an einer Kasuistik von Anfallskranken der Neurologisch-psychiatrischen Klinik der Krankenanstalten Sarepta untersucht (ALSEN 1980). Nervenärztlich ist von
der Psychopathologie her allein die Frage, ob die endoformen affektiven Psychosen bei Anfallskranken mit den epileptischen Anfällen
in innerem Zusammenhang stehen oder nur zufällig koinzidieren,
nicht zu entscheiden. Das Zusammentreffen verschiedener Krankheiten kann, wie ALSEN zeigen konnte, vorkommen. In der Regel
sind aber die endoformen affektiven Verstimmungen einschließlich
der endoformen affektiven Psychosen bei Epilepsie – wie die Anfälle selbst, die Wesensänderung oder die Demenz – ein Symptom je-
ner Grundvorgänge, die in ihrer Neurophysiologie und Neurobiochemie – und wir dürfen hinzufügen: auch in ihrer Psychodynamik
– noch weitgehend unerschlossen sind.
Wenden wir uns den sogenannten *schizophrenieähnlichen epileptischen Psychosen* zu, dann ist zunächst festzuhalten, daß alle schizophrenen Symptome und Syndrome, insbesondere hebephrene, pa-
ranoid-halluzinatorische und katatone Zustandsbilder, in Kombination mit epileptischen Anfällen und Epilepsien bekannt sind. In der
nervenärztlichen Praxis stellt sich damit die schwierige Frage der
Differentialdiagnose zwischen Schizophrenien und Epilepsien. Die
phänomenologisch beschreibende Psychiatrie hat viele Unterschiede zwischen schizophrenieähnlichen Syndromen bei Anfallskranken
gegenüber endogen schizophrenen Syndromen herausgearbeitet. Einige Autoren vermissen wie PETERS (1970) eine „typisch schizophrene" Symptomatik in ihrer Kasuistik überhaupt. JANZARIK (1955) ver-
wies auf die Seltenheit schizophrener Symptome ersten Ranges nach
K. SCHNEIDER. TELLENBACH (1966 b) betont die Thematik des Todes-
wunsches bei geringer Systematisierungstendenz paranoider Inhalte.
BRUENS (1971) stellt fest, daß der schizophren-psychotische Anfallskranke eher in unserer gemeinsamen Welt bleibt. SLATER et al. (1963)
betonen die beim Anfallskranken meist gut erhaltene affektive Reso-
nanz. WOLF vertritt die Auffassung, daß der wahrhafte Erlebnisbe-

70

reich des psychotischen Epilepsiekranken nicht die in sich festgefügte Struktur habe wie der des schizophrenen Menschen. Es fehle die „Wahngewißheit". Der Wahn sei umweltlabil. Einer Umgebung, die sich um den Patienten bemüht und sorgt, halte er nicht stand. Dem Patienten gelinge es häufig auch selbst, von seinem Wahn Abstand zu nehmen, in seinem psychotischen Erlebnisbereich einen Spielraum zu gewinnen und in gewissem Umfang mit dem Wahn umzugehen. Dies könne sich als eine Art Agieren mit dem Wahn äußern, das durchaus gewisse Anklänge an hysterisches Agieren haben und auch auf einen Krankheitsgewinn abzielen könne. Paranoide psychotische Anfallskranke fänden leichter den Weg zum Arzt, blieben immer kommunikativ und kontaktbereit. Die Objekte ihres Wahnes seien meist nicht unerreichbar fern (WOLF 1980).
Störungen der Affektivität im Sinne der affektiven Verflachung und Leere sind selten (SLATER et al. 1963). Der Affekt bleibt warm und adäquat (BRUENS 1971).
Wegen dieser Unterschiede scheint es WOLF sinnvoller, bis zur endgültigen Klärung bei diesen Psychosen deskriptiv von „luciden wahnhaften (oder produktiven) Psychosen bei Epilepsie" als von schizophrenieähnlichen Psychosen zu sprechen. Wir selbst haben an anderer Stelle den Begriff der Schizophrenieähnlichkeit der Psychosen Anfallskranker ausführlich kritisiert und diskutiert (KÖHLER 1977b).

Ursachen psychotischer Syndrome bei Epilepsien

Die Ursachenforschung der epileptischen Psychosen hat in den letzten Jahren deutliche Fortschritte gemacht. Parallel dazu setzte sich die Überzeugung einer multifaktoriellen ätiologischen Betrachtungsweise durch. Seit langem wird nicht mehr bestritten, daß es ätiologisch keinen Unterschied macht, ob die Epilepsie, bei der sich die epileptische Psychose entwickelt, erworben oder „genuin" ist. Eine gemeinsame *genetische Disposition* zu epileptischen Anfällen oder schizophrenieähnlichen Psychosen ist bei einzelnen, allerdings seltenen Genopathien, z. B. bei der Trisomie des X-Chromosoms, beschrieben worden (ASAKA et al. 1967; KÖHLER et al. 1980).

Schon im Jahre 1937 hatte Mme. F. MINKOWSKA genealogisch zwei Familien über sechs Generationen untersucht, in denen Epilepsie und Schizophrenie im Erbgang vorkommen und damit den erbbiologischen Nachweis der Möglichkeit einer echten Kombination von schizophrenen Psychosen und Epilepsien geführt. Beobachtungen einer solchen familiären Kombination von Epilepsie und Zyklothymie sind sehr alt. MAGNAN berichtete bereits im Jahre 1880 von einem solchen Fall und schrieb: „Die väterliche Epilepsie verband sich in Julienne mit der mütterlichen Melancholie" (MAGNAN 1880).

Wenn wir von „symptomatischen Schizophrenien" Anfallskranker, insbesondere bei Krankheitsprozessen (Tumoren, Gefäßprozessen, Entzündungen, degenerativen Erkrankungen) im temporolimbischen System absehen, finden vor allem pharmakogene *Psychosen* bei Anfallskranken Beachtung. So kann die antiepileptische Pharmakotherapie selbst zu einem Vitamin B-12- bzw. Folsäuremangel und damit zu avitaminotischen Psychosen führen – ein Gebiet, mit dem sich vor allem die Arbeitsgruppe um REYNOLDS (1967, 1971, 1973 u. a. O.) beschäftigt hat. Unter der Therapie mit neueren Antiepileptika (Benzodiazepin-Derivaten, Natrium-Valproat und Carbamazepin) scheinen Psychosen seltener aufzutreten oder bilden sich nach Umstellung auf diese Präparate zurück. Mir ist bisher kein Fall bekannt, in dem es unter Monotherapie mit Natrium-Valproat zu einer eindeutig als Psychose zu klassifizierenden psychischen Störung bei einem Anfallskranken kam. Neuere Untersuchungen über psychosoziale Bedingungskonstellationen bei psychotischen Syndromen Anfallskranker stammen von BRUENS (1980), THORBEKE (1980) sowie von WOLF und KÖHLER (1980). WOLF und KÖHLER fanden eine eindrucksvolle Reihe schwerer Beeinträchtigungen, die besonders von den Eltern den Patienten zugemutet werden und heben namentlich die Eltern-Kind-Beziehung, die Konkurrenz zu den gesunden Geschwistern, die Haltung der Gesellschaft und den schulischen oder beruflichen Erfolg hervor. BRUENS (1980) bezieht die prämorbide, bereits vom epileptischen Anfallsleiden geprägte Persönlichkeitsstruktur ein, auf die psychosoziale Faktoren – gegebenenfalls als soziale bzw. psychosoziale Konsequenzen der Epilepsie als Anfallsleiden – treffen, so daß es zur psychotischen Dekompensation kommt. Nach THORBEKE's Untersuchungen (1980) scheint es noch engere Zusammenhänge zwischen bestimmten Familientypen und psychotischen Episoden Anfallskranker zu geben, als wir nach den frühen Untersuchungen von STROTZKA (1956, 1958) angenommen haben. Bei den meisten der psychotischen Patienten geht dem Ausbruch der Psychose eine Krise voraus, bei der es sich vor allem um erste offene Auseinandersetzungen mit dem unterdrückenden Vater oder um eine Bedrohung der gesamten Lebenssituation bei kritischen Partnerbeziehungen handelt (THORBECKE 1980).

Therapie der Psychosen bei Epilepsien

Diese psychosozialen Bedingungskonstellationen werden heute in ein mehrdimensional angelegtes Therapiekonzept einbezogen. Die Erforschung und praktische *Anwendung psychotherapeutischer Verfahren* bei psychotischen Syndromen Anfallskranker gehört ebenso wie die Psychotherapie neurotischer Entwicklungen des anfallskranken Menschen zu den zukünftigen Notwendigkeiten klinischer Forschung und Praxis. Einzel- und Gruppenpsychotherapien psychotischer Anfallskranker sind durchaus möglich. In einzelnen Fällen sind Psychotherapien erfolgreich durchgeführt worden. Eine solche Einzel- oder Gruppenpsychotherapie, die sich nicht nur auf übende Verfahren beschränkt, sondern tiefenpsychologisch-analytisch orientiert ist, gehört selbstverständlich in die Kompetenz des epileptologisch und neurologisch versierten, zusätzlich psychotherapeutisch erfahrenen Psychiaters bzw. Nervenarztes. Die *Pharmakotherapie der epileptischen Psychosen* geht auf die Grundannahme zurück, daß der Antagonismus zwischen Epilepsien als Anfallsleiden und schizophrenen Psychosen seine Widerspiegelung im biochemischen Bereich findet. Epileptische Anfälle und schizophrenieähnliche Psychosen werden als antithetische Manifestationen der gleichen biochemischen Grundstörung an den dopaminergen, möglicherweise auch adrenergen und GABA-ergen Synapsen des meso-limbischen Systems des Gehirns aufgefaßt. Diese Hypothese wird u. a. durch die Beobachtung gestützt, daß antipsychotisch wirksame Psychopharmaka die Krampfschwelle herabsetzen und antikonvulsiv wirkende

Medikamente Psychosen erzeugen können. Möglicherweise spielen aber auch Störungen im GABA-Stoffwechsel (GABA-Mangel oder Hypaktivität GABA-erger Systeme) eine Rolle.

Die Seltenheit endoformer Psychosen bei Anfallskranken, die ausschließlich mit Natrium-Valproat behandelt wurden, das Fehlen einer Mitteilung über die Manifestation einer solchen Psychose unter Monotherapie mit Natrium-Valproat und Hinweise von DREYER (1976), wonach die Rückbildung einer Psychose nach Absetzen von Succinimid und Gabe von Natrium-Valproat beobachtet wurde, veranlaßten uns im Jahre 1977, anhand klinischer Einzelfallbeobachtungen über die Rückbildung endoformer Psychosen bei Anfallskranken unter Monotherapie mit Natrium-Valproat zu berichten (KÖHLER 1977 a; KÖHLER et al. 1977). Nach unseren, an anderer Stelle mitgeteilten Erfahrungen, sprach in diesen Fällen die Abnahme der Anfallsfrequenz und die Rückbildung vorher bestehender pathologischer EEG-Veränderungen (speziell steiler Entladungen) dafür, daß sich während der Natrium-Valproat-Therapie trotz Absetzens der antiepileptischen Prämedikation die Krampfbereitschaft verringerte, sicher aber nicht zunahm. Wir diskutieren deshalb die Möglichkeit, daß die günstigen Verläufe der epileptischen Psychosen Folge eines Natrium-Valproat-induzierten Anstiegs des inhibitorischen Neurotransmitters GABA sein könnten. Einer Hypothese von WOLF (1973) folgend, wonach schizophrenieähnliche und affektive Psychosen bei Anfallskranken neurophysiologisch mit einer Ausbreitung der epileptischen Erregung auf primär nicht betroffene retikuläre und meso-limbische Funktionskreise einhergehen, stellten wir im Jahre 1977 die Hypothese auf, daß der Natrium-Valproat-induzierte Anstieg der GABA diese Ausbreitung der epileptischen Erregung auf primär nicht betroffene retikuläre und limbische Regelkreise hemmen und auf diese Weise endoformen Psychosen bei Anfallskranken entgegenwirken könne (KÖHLER 1977 a; KÖHLER et al. 1977). Wir haben deshalb in der letzten Zeit unter Berücksichtigung der von mehreren Autoren (EMRICH et al. 1980) mitgeteilten Beobachtung, daß Natrium-Valproat eine antimanische Wirkung entfalten kann, unser therapeutisches Vorgehen bei schizophrenieähnlichen Psychosen Anfallskranker modifiziert. Zwar behandeln wir wie früher pharmakotherapeutisch grundsätzlich mit Neuroleptika bzw.

Thymoleptika oder Tranquilizern und nutzen die unterschiedlich stark ausgeprägte, die Krampfschwelle senkende Wirkung der Psychopharmaka. Wir bevorzugen aber die Umstellung auf Natrium-Valproat, wenn dies unter Berücksichtigung der Epilepsien bzw. des Anfallstyps und des Einzelfalles möglich ist. Erst später entschließen wir uns zu einer Reduktion der antikonvulsiven Medikation. Auf diese Weise ist es in manchen Fällen nicht mehr nötig, die antiepileptische Therapie (einschließlich der Natrium-Valproat-Therapie) bei psychotischen Anfallskranken ganz aufzugeben, um im Sinne eines alternativen Verhältnisses zwischen Anfall und Psychose die Krampfschwelle zu senken, möglicherweise einen epileptischen Anfall zu provozieren und damit das psychostische Syndrom zu beenden. Deshalb wird nach unserer Überzeugung in Zukunft die psychotrope, möglicherweise sogar eine antipsychotische Wirkung verschiedener Antikonvulsiva (Natrium-Valproat, Carbamazepin) bei der Auswahl der antiepileptischen Medikamente eine größere Rolle spielen als bisher. Der Aspekt einer Prophylaxe psychotischer Syndrome bei Anfallskranken durch Antikonvulsiva, denen zugleich ein antipsychotischer Effekt zuzuschreiben ist, könnte an Bedeutung gewinnen. Nicht zuletzt dürfte auch das Interesse an Neuroleptika zunehmen, denen ein zusätzlicher antikonvulsiver Effekt zugeschrieben wird, wie es z. B. KOSANIC (1979) von Melperon (INN) annimmt.

Literatur

1. ALSEN V (1980) Affektive Psychosen bei Epilepsien. In: WOLF P, KÖHLER G-K (Hrsg) Psychopathologische und pathogenetische Probleme psychotischer Syndrome bei Epilepsie. Huber, Stuttgart Wien
2. ASAKA A, TSUBOI T, INOUYE E, NAGUMO Y, HAMADA S, OKADA K (1967) Schizophrenic psychosis in Triplo-X-Females. Folia Psychiatr Neurol Japon 4: 271–281
3. BRUENS JH (1971) Psychose in epilepsy. Psychiat Neurol Neurochir 175–192
4. BRUENS JH (1974) Psychoses by epilepsy. In: VINKEN PJ, BRUYN GW (eds) Handbook of clinical neurology, Vol 15, Publ Company, Amsterdam North Holland, p 593–610
5. BRUENS JH (1980) Psychosoziale Bedingungskonstellation von Psychosen bei Epilepsie. In: WOLF P, KÖHLER G-K (Hrsg) Psychopathologische und

pathogenetische Probleme psychotischer Syndrome bei Epilepsie. Huber, Stuttgart Wien S 113

6. DONGIERS S (1959) Statistical study of clinical and electroencephalographic manifestations of 536 psychotic episodes occuring in 516 epileptics between clinical seizures. Epilepsia I: 117–142

7. DREYER R (1965) Zur Frage des Status epilepticus mit psychomotorischen Anfällen. Nervenarzt 26: 221–223

8. DREYER R (1976) Persönliche Mitteilung

9. EMRICH HM, v. ZERSSEN D, KISSLING W, MÖLLER HD, WINDORFER A (1980) Effect of Sodium Valproate on mania. Arch Psychiat Nervenkr 229: 1–16

10. GRIESINGER W (1867) Über einige epileptoide Zustände. Arch f Psychiat Bd I: 320

11. HALLEN O (1970) Zur Problematik der sog. psychomotorischen Anfälle. Nervenarzt 41: 421–425

12. HELMCHEN H (1968) Bedingungskonstellationen paranoidhalluzinatorischer Syndrome. Monographien Gesamtgeb Neurol Psychiat 122, Springer, Berlin Heidelberg New York

13. JANZARIK W (1955) Der Wahn schizophrener Prägung in den psychotischen Episoden der Epileptiker und die schizophrene Wahnwahrnehmung. Fortschr Neurol Psychiat 23: 533

14. KAHLBAUM K (1874) Die Katatonie oder das Spannungsirresein. Hirschwald, Berlin

15. KLEIST K (1928) Über zykloide, paranoide und epileptoide Psychosen und über die Frage der Degenerationspsychosen. Schweiz Arch Neur Psych 23: 3

16. KÖHLER G-K (1973) Hirnelektrische Untersuchungen bei epileptischen Psychosen unter besonderer Berücksichtigung der Prozeßaktivität. In: PENIN H (Hrsg) Psychische Störungen bei Epilepsie. Schattauer, Stuttgart New York

17. KÖHLER G-K (1975) Epileptische Psychosen – Klassifikationsversuche und EEG-Verlaufsbeobachtungen. Fortschr Neurol Psychiat 3: 99–154

18. KÖHLER G-K (1977 a) Rückbildung endoformer Psychosen bei epileptischen Patienten und Monotherapie mit Natrium-Valproat. Psycho 3, 7/8: 401–403

19. KÖHLER G-K (1977 b) Begriffsbestimmung und Klassifikation der sogenannten epileptischen Psychosen. Schweiz Arch Neurol Psychiat 2: 261–281

20. KÖHLER G-K (1980 a) Psychosen bei Epilepsiekranken. Abgrenzung gegenüber Status psychomotoricus. In: KARBOWSKI (Hrsg) Status psychomotoricus und seine Differentialdiagnose. Huber, Bern Stuttgart Wien, S 85–101

21. KÖHLER G-K (1980 b) Psychosen bei Epilepsie. In: Die Psychologie des 20. Jahrhunderts. Bd. X (Hrsg PETERS UH) Kindler, Zürich, S 551–557

22. KÖHLER G-K, HOEHNE O, VEIT St (1977) Prophylaxis of psychoses in epi-

lepsy. A trial with dipropylvalerianic. In: MAYKOWSKI (ed) Posttraumatic epilepsy and pharmacological prophylaxis. Polish Chapter of the ILAE, Warzawa, p 256

23. KÖHLER G-K, NESTLER-WOCHER H, SCHMID M (1980) Epilepsie und Psychose bei einem eineiigen Zwillingspaar mit XXX/XO/XXX Mosaik. In: WOLF P, KÖHLER G-K (Hrsg) Psychopathologische und pathogenetische Probleme psychotischer Syndrome bei Epilepsie. Huber, Bern, S 181–203

24. KOSANIČ S (1979) Beitrag zur Therapie epileptischer Psychosen. Materia Medica Nordmark

25. LANDOLT H (1963) Die Dämmer- und Verstimmungszustände bei Epilepsie und ihre Elektroenzephalographie. Dtsch Z Nervenheilk 185: 411

26. MAGNAN P (1880/81) De la coexistance de plusieurs délires de nature différente chez la même aliénée. Arch de Neurol

27. MAGNAN P (1891) Psychiatrische Vorlesungen. Moebius, Leipzig

28. MINKOWSKA F (1936) Epilepsie und Schizophrenie im Erbgang, mit besonderer Berücksichtigung der epileptoiden Konstitution und der epileptischen Struktur. Arch Klaus-Stiftung Vererb Forsch 12

29. PENIN H (1971 a) Das EEG der symptomatischen Psychosen. Nervenarzt 42: 242

30. PENIN H (1971 b) Die Bedeutung der Elektroenzephalographie für die Schizophrenie-Forschung. In: HUBER G (Hrsg) Ätiologie der Schizophrenien. I. Weißenauer Schizophrenie Symposium. Schattauer, Stuttgart, S 57–71

31. PENIN H (1973) Psychische Störungen bei Epilepsie (14. Jahrestagung der Deutschen Sektion der Int Liga gegen Epilepsie 14./15.10. 1972 Bonn). Schattauer, Stuttgart New York

32. PETERS UH (1969) Das pseudopsychopathische Affektsyndrom der Temporallappenepileptiker. Nervenarzt 2: 75

33. PETERS UH (1970) Epileptische Dämmerzustände. In: LECHNER H, KUGLER J, FONTANARI D (Hrsg) Akute Psychosen. Moser, Graz

34. PETERS UH (1971) Wörterbuch der Psychiatrie und Medizin. Psychologie. Urban & Schwarzenberg, München Berlin Wien

35. RABE F (1970) Die Kombination hysterischer und epileptischer Anfälle. Neurol Schriften Band 5, Springer, Heidelberg Berlin New York

36. REYNOLDS EH (1967) Schizophrenia-like psychoses of epilepsy and disturbances of folate and Vitamin B_{12} metabolism induced by anticonvulsant drugs. Brit J Psychiat 113: 911

37. REYNOLDS EH, PREECE J, JOHNSON AL (1971) Folate metabolism in epileptic and psychiatric patients. J Neurol Neurosurg Psychiat 34: 726

38. REYNOLDS EH (1973) Anticonvulsant drugs, folic acid metabolism and schizophrenia-like psychoses in epilepsy. In: PENIN H (Hrsg) Psychische Störungen bei Epilepsie. Schattauer, Stuttgart New York

39. SAMT P (1876) Epileptische Irreseinsformen. Arch f Psychiat Nervenkr 5 und 6: 393 u 110

40. SLATER E, BEARD AW, GLITHERO E (1963) The schizophrenialike psychoses of epilepsy. Brit J Psychiat 109: 95
41. STROTZKA H (1956) Psychologische Probleme der Epilepsie. Schweiz Arch f Neurol 76: 375–379
42. STROTZKA H (1958) Sozialpsychiatrische Untersuchungen. Springer, Wien
43. TELLENBACH H (1965) Epilepsie als Anfallsleiden und als Psychose (Über alternative Psychosen paranoider Prägung bei „forcierter Normalisierung" (LANDOLT) des Elektroenzephalogramms Epileptischer). Nervenarzt 36: 190
44. TELLENBACH H (1966a) Zur Phänomenologie der Verschränkung von Anfallsleiden und Wesensänderung beim Epileptiker. Jhb Psychol Psychother u med Anthropologie 14.Jhg: 57
45. TELLENBACH H (1966b) Zur Psychopathologie und Klinik der Psychosen bei forcierter Normalisierung des Elektroenzephalogramms Epileptischer. Z Neurol 185: 3
46. THORBECKE R (1980) Gibt es soziale Faktoren, die das Risiko im Verlauf einer Epilepsie eine Psychose zu erleiden, erhöhen? In: WOLF P, KÖHLER G-K (Hrsg) Psychopathologische und pathogenetische Probleme psychotischer Syndrome bei Epilepsie. Huber, Bern Stuttgart Wien
47. VLIEGEN J (1967) Psychose. In: MÜLLER C (Hrsg) Lexikon der Psychiatrie. Springer, Berlin Heidelberg New York
48. WOLF P (1970) Zur Klinik und Psychopathologie des Status psychomotoricus. Nervenarzt 41: 603–610
49. WOLF P (1973) Zur Pathophysiologie epileptischer Psychosen. In: PENIN H (Hrsg) Psychische Störungen bei Epilepsie. Schattauer, Stuttgart New York
50. WOLF P, KÖHLER G-K (Hrsg) (1980) Psychopathologische und pathogenetische Probleme psychotischer Syndrome bei Epilepsie. Huber, Bern Stuttgart Wien
51. ZEH W (1960) Über Verwirrtheit. Fortschr Neurol Psychiat 28: 187

Differentialdiagnose anfallsartiger Bewußtseinsstörungen

B. Kügelgen

Anfallsartige Veränderungen der Befindlichkeit werden häufig in der Praxis von Patienten beklagt. Ihre Differentialdiagnose ist mitunter nicht einfach. Jede Differentialdiagnose setzt dreierlei voraus:

1. Die genaue Kenntnis der in Frage kommenden Krankheitsbilder.

Dies ist selbst beim Grand mal-Anfall nicht selbstverständlich. Die Literaturangaben sind nicht einheitlich. In dem sehr schönen Buch „Vom neurologischen Symptom zur Diagnose" (v. Albert 1978) werden wiederholt enge Pupillen als typisches Symptom des Grand mal-Anfalles beschrieben, was Bay (1979) in seiner Buchbesprechung als unverzeihlichen Fehler geißelt. Anderseits dürften nur wenige Nervenärzte so viele Anfälle beobachtet haben, daß sie sich ganz auf persönliche Erfahrungen stützen können. Deswegen werden die wichtigsten Anfallsformen nochmals genau beschrieben.

2. Die Technik der Informationsgewinnung.

Bei den Anfallspatienten kommt der Anamnesetechnik der höchste Stellenwert zu. Selbstverständlich müssen die klinischen und apparativen Untersuchungstechniken auch beherrscht werden.

3. Die Bewertung der gewonnenen Informationen.

Es ist ein Irrtum zu glauben, möglichst viele Informationen wären für eine gute Differentialdiagnose eine ausreichende Voraussetzung. Vielmehr kommt es darauf an, *die* Informationen genau zu eruieren, die Entscheidungshilfen darstellen.

Der typische Grand mal-Anfall (Tabelle 1)

Charakteristisch ist ein plötzlicher Beginn, die Patienten stürzen ungeschützt und schlagartig zu Boden, häufig ziehen sie sich dabei Ver-

Tabelle 1. typischer GM-Anfall

Beginn:	plötzlich, schlagartiges ungeschütztes Hinstürzen Initialschrei, gepreßtes Stöhnen
Aussehen:	Zyanose, Hypersalivation, Zungenbiß (seitlich) Einnässen
Motorik:	– tonisches Stadium (ca. 30 Sek.): Opisthotonus, Adduktion + Streckung der Extremitäten, Faustschluß, Plantarflexion der Füße – klonisches Stadium (ca. 2 Min.) rhythmische Muskelzuckungen – Muskelerschlaffung: unregelmäßig einschießende Muskelzuckungen
Atmung:	Apnoe im tonischen Stadium stoßartige, unregelmäßige In- + Exspiration im klonischen Stadium
Augen:	nicht geschlossen, Pupillen weit und lichtstarr
Psyche:	bewußtlos

letzungen zu, der Anfall kann mit einem Initialschrei oder einem gepreßten Stöhnen beginnen. Der Anfallszeuge kann eine Zyanose und einen vermehrten Speichelfluß beobachten. Häufig kommt es zum Einnässen, der Zungenbiß ist meist an der Zungenseite plaziert, die Bißverletzung ist dort auch noch Tage nach dem Anfall nachweisbar. Die motorischen Erscheinungen sind eindrucksvoll: Zunächst kommt es zu einem tonischen Stadium, in typischer Weise sind die Extremitäten adduziert und gestreckt, die Füße plantar flektiert und die Hände zur Faust geschlossen, der Rücken häufig überstreckt. Dieses Stadium dauert etwa ½ bis 1 Minute. Es schließt sich ein klonisches Stadium an, das normalerweise einige Minuten andauert und mit eindrucksvollen rhythmischen Muskelzuckungen einhergeht. Während des tonischen Stadiums sistiert die Atmung, daher die Zyanose, im klonischen Stadium kommt es zu unregelmäßigen In- und Exspirationen, es kann blutiger Schaum aus dem Mund treten. Die Augen sind meist nicht geschlossen, die Pupillen sind weit und lichtstarr. Der Patient ist bewußtlos, eine Reaktion auf Umweltreize ist nicht möglich.

Die wichtigsten Differentialdiagnosen dieses Grand mal-Anfalles sind besonders die Synkopen, dann psychogene Anfälle, weniger die Tetanie, die Hypoglykämie, die Narkolepsie sowie andere Anfälle epileptischer Herkunft. (Tabelle 2).

Mit dem Begriff *„Synkopen"* werden Bewußtseinsbeeinträchtigungen beschrieben, die eben nicht auf einer abnorm-synchronen Tätigkeit zerebraler Neuronen beruhen, sondern auf einer *Mangelversorgung* des Gehirns. Die verschiedenen Synkopen sind durch charakteristische Symptome gekennzeichnet, nach denen zu fahnden ist. Die Diagnose „Synkope" zu verwenden für alle nicht geklärten anfallsartigen Bewußtseinsbeeinträchtigungen, ist nicht gerechtfertigt. Es gibt kardiovaskuläre, pressorische, zerebrovaskuläre und vasal-periphere Synkopen. (Tabelle 3).

Die kardiovaskulär bedingten Synkopen erfordern eine ausführliche internistische Untersuchung. Das Adams-Stokes-Syndrom stellt eine absolute Indikation für eine Schrittmacherimplantation dar (DÖRR

Tabelle 2. Differentialdiagnose des GM-Anfalls

Synkopen
psychogene Anfälle
Tetanie
Hypoglykämie
Narkolepsie
andere epileptische Anfälle

Tabelle 3. Einteilung der Synkopen

kardiovaskuläre S.
pressorische S.
zerebrovaskuläre S.
vasal-periphere S.

et al. 1983). Schwieriger ist die Beurteilung des wesentlich selteneren Sinusknoten- und Karotissinus-Syndroms. Die Diagnose des Sinusknoten-Syndroms gelingt mit dem Langzeit-EKG. Beim Karotissinus-Syndrom liegt in 90% der Fälle ein kardioinhibitorischer und nur in 10% ein vaso-depressorischer Typ vor. Es ist wichtig, daß ein hypersensitiver Karotissinus-Reflex häufig, aber harmlos ist. GEISLER et al. (1979) betrachten daher die Indikation beim hypersensitiven Karotissinus zur Schrittmachertherapie erst dann als gegeben, wenn Synkopen oder gravierende Schwindelattacken auftreten und der Karotis-Druckversuch eine länger als 3 Sekunden andauernde Asystolie oder einen Frequenzabfall um mehr als 30 pro Minute (bei normaler Ausgangsfrequenz) bewirkt. Auch DÖRR et al. (1983) stellen die Bedeutung der Klinik heraus. Sie verlangen für die Schrittmacher-Implantation bei diesem seltenen Syndrom durch Halsbewegungen auslösbare Synkopen.

DRUSCHKY et al. (1981) berichten über 3 Fälle, bei denen ein nachgewiesener hypersensitiver Karotissinus zu einer Schrittmacherbehandlung führte. Erst nachdem nach wie vor Bewußtlosigkeitszustände auftraten, wurde die epileptische Genese erkannt und erfolgreich behandelt.

Anfang 1983 wurde uns ein ähnlicher sehr eindrucksvoller Fall eingewiesen: 76jähriger Patient, 1981 Herzschrittmacherimplantation wegen Karotissinus-Syndrom nach mehreren „Synkopen"; 1982 zunehmende Häufigkeit von weiteren „Synkopen" trotz Herzschrittmacher, zum Teil mit Urinabgang, regelmäßig bewußtseinsgetrübt bzw. bewußtlos; nach Angiographie Kinking-Operation der A. carotis interna rechts; nach Resektion erneute „Synkopen", Verdacht auf Arteria vertebralis-Insuffizienz mit „drop attacks". Fremdanamnese: Patient würde schlagartig bewußtlos, verkrampfe sich, Urinabgang. Dauer bis zu 1 Stunde, anschließend beeinträchtigt bis zu einem Tag, häufig Initialschrei, auf antikonvulsive Therapie rasch beschwerdefrei.

Die Diagnose des Karotissinus-Syndroms kommt in Frage bei anamnestisch eruierbaren Auslösesituationen mit Reizung des Karotissinus und anschließender Synkope. Ein Karotissinus-Druckversuch beweist den hypersensitiven Karotissinus-Reflex. Befallen werden ältere Patienten. (Tabelle 4).

Tabelle 4. Diagnose des Karotissinus-Syndroms

Beginn	meist ausgelöst durch Reizung des Karotissinus (Druck, Kopfbewegung, Pressen, Heben)
Karotissinusdruckversuch (Atropin bereithalten!)	
Alter	ältere Patienten

Die pressorisch-bedingten Synkopen sind selten und durch eine genaue Anamnese aufzuklären.

Auch zerebrale Gefäßprozesse können Synkopen verursachen. Differentialdiagnostische Schwierigkeiten zum Grand mal-Anfall sind besonders bei den allerdings seltenen Drop attacks mit plötzlichem Tonusverlust als Folge einer Mangelversorgung im Versorgungsbereich der Art. vertebralis oder Art. basilaris zu erwarten. Die transitorisch-globale Amnesie als Sonderform einer transitorisch-ischämischen Attacke im Versorgungsbereich der Art. basilaris ist von einem psychomotorischen Anfall abzugrenzen. Mehr umschriebene Mangelversorgungen im Versorgungsbereich der Art. cerebri media mit vorwiegend neurologischer Symptomatik stellen eine mitunter recht schwierige Differentialdiagnose, allerdings weniger gegenüber dem Grand mal, sondern vielmehr gegenüber fokalen Anfällen dar, insbesondere, wenn sie in Form von transitorisch-ischämischen Attakken auftreten.

Bei den vasal-peripheren Synkopen kommt es zu einem (gefäßbedingten) Versacken von Blut mit einer Kreislauffehlregulation. Bei der häufigen und harmlosen Orthostase sind überwiegend jüngere Menschen betroffen. Bei der klinischen Untersuchung läßt sich eine Hypotonie sowie eine Kreislauflabilität im Schellong-Versuch nachweisen. Bei der posturalen Hypotension besteht eine neurogene Gefäßfehlregulation, beim Aufrichten aus der liegenden Position sinken systolischer und diastolischer Blutdruck ab. Neurologische Grundkrankheiten stellen Polyneuropathien dar, auch Halsmarkprozesse, die Veränderungen sind am ausgeprägtesten bei dem sehr seltenen Shy-Drager-Syndrom (FLÜGEL und KÜGELGEN 1978). Die vagovasale Synkope läßt sich ebenfalls durch Eruieren des Auslösers anamnestisch belegen, am häufigsten nach plötzlich beginnendem heftigem Schmerz (Schlag mit dem Hammer auf den Daumen).

Die Synkopen unterscheiden sich vom Grand mal-Anfall durch einen meist nicht schlagartigen Beginn, die Patienten stürzen nicht ungeschützt, sondern gleiten zu Boden, meist werden Prodromi beklagt, der Aspekt ist völlig anders: die Patienten sind blaß, kaltschweißig, der Muskeltonus ist herabgesetzt, motorische Erscheinungen können zwar vorkommen, jedoch nie im Sinne von tonischen und klonischen generalisierten Muskelkrämpfen. Viele Kranke können sich sogar an den Zustand erinnern, beschreiben dann nur eine Veränderung des Erlebens („alles ist wie weit weg"). Zu beachten ist allerdings, daß die mit der Synkope einhergehende Mangelversorgung des Gehirns gelegentlich zu einem Grand mal-Anfall führen kann (Tabelle 5).

Eine wichtige Differentialdiagnose ist der psychogene Anfall (Tabelle 6):

In der Regel sind Zeugen anwesend, so daß eine Fremdanamnese verfügbar ist. Der Beginn ist spektakulär, eine vermehrte Speichelbildung, eine Zyanose, eine Pupillenstarre und typische tonisch-klonische Krämpfe mit rhythmischen Extremitätenbewegungen fehlen. Dagegen ist ein Sturz möglich, auch Verletzungen kommen vor, auch ein Einnässen ist möglich, sogar ein Zungenbiß kann beobachtet werden. Der Zungenbiß ist aber nicht an der Zungenseite lokalisiert.

Tabelle 5. Vasal-periphere Synkopen

Beginn	nicht schlagartig; kein Sturz, sondern Zu-Boden-Gleiten
Prodromi	Schwindel, Ohrensausen, Flimmern, Schwarzwerden vor den Augen
Aussehen	blaß, kaltschweißig, Einnässen möglich
Motorik	Muskeltonus herabgesetzt
Pupillen	eng
Psyche	bewußtseinsbeeinträchtigt („alles weit weg") bis bewußtlos
Alter	meist jugendlich (besonders bei sog. Ohnmacht)

Tabelle 6. Psychogener Anfall

Beginn	spektakulär
Aussehen	**keine** Hypersalivation, Zyanose, Pupillenstarre, tonisch-klonischen Krämpfe Sturz möglich, selten Verletzungen Einnässen möglich Zungenbiß möglich, nicht seitlich
Motorik	wilde, aber noch koordinierte Bewegungen Ophisthotonus möglich
Augen	verkrampft, normale Pupillenreaktionen
Dauer	bis zu Stunden, mitunter wellenförmiger Verlauf
Psyche	psychogener Stupor möglich mit herabgesetzter Schmerzempfindlichkeit psychischer Befund außerhalb des Anfalls! situationsgebundenes Auftreten von Anfällen

Tabelle 7. Narkolepsie

Motorik	häufig Kataplexie
Psyche	Patienten erweckbar (Schlafanfälle)

Statt der charakteristischen tonisch-klonischen Krämpfe finden sich wilde, aber doch noch koordinierte Bewegungen, ein Opisthotonus ist allerdings möglich. Die Pupillenreaktionen sind normal, die Augen zugekniffen und verkrampft. Die Dauer kann sehr wechselhaft sein, es kommen extrem lange Anfälle vor. Der psychische Befund innerhalb des Anfalls kann durchaus mit einer Herabsetzung der Schmerzempfindlichkeit einhergehen. Besondere Bedeutung kommt aber dem psychischen Befund *außerhalb des Anfalls* zu, auch treten die Anfälle situationsgebunden auf. Man halte sich immer vor Augen, daß psychogener Anfall und epileptogener Anfall einander nicht ausschließen, daß vielmehr gerade bei den psychomotorischen Anfällen beide Anfallsformen vorkommen. Auch ein erfolgreich behandeltes Anfallsleiden kann den Kranken zu psychogenen Anfällen veranlassen. (Übersicht bei RABE 1970).

Die Narkolepsie (Tabelle 7) ist weniger schwierig abzugrenzen. Da

Tabelle 8. Tetanie

Beginn	allmählich
Aussehen	Hyperventilation, zahlreiche vegetative Zeichen, Pfötchenstellung der Hände
EMG, Ca^{++}	
Dauer	bis zu Stunden

es sich um *Schlafanfälle* handelt, sind die Patienten erweckbar, zudem berichten viele Patienten über die typische Kataplexie mit charakteristischen Auslösesituationen, unter der sie zusätzlich leiden.

Auch die Tetanie (Tabelle 8) bereitet in der Regel keine größeren differentialdiagnostischen Probleme. Der Beginn ist nicht so plötzlich wie beim Grand mal-Anfall, die Patienten zeigen häufig eine Hyperventilation und zahlreiche vegetative Zeichen, die Hände befinden sich in Pfötchenstellung. Im EMG sind besonders bei der parathyreopriven Tetanie charakteristische Symptome erkennbar in Form von Doubletten oder Tripletten, das Kalzium kann erniedrigt sein, die Dauer kann über die eines Grand mal-Anfalles deutlich hinausgehen. Bei der Hyperventilation ist die Rückatmung aus einer Plastiktüte rasch hilfreich.

Etwas schwieriger kann eine Hypoglykämie (Tabelle 9) abzugrenzen sein, wenn der Zustand nicht selbst beobachtet werden kann und nicht im Zustand der Bewußtseinsbeeinträchtigung der Blutzucker bestimmt werden kann. Gleiches gilt für eine ganze Reihe anderer (aber recht seltener) Stoffwechselentgleisungen. Auch für diese Stoffwechselstörungen gilt, daß sie ihrerseits gelegentlich zu einem echten Grand mal-Anfall führen können (Übersicht bei Lahoda 1983).

Die wichtigste Differentialdiagnose des typischen Grand mal als primär generalisiertem Anfall zu den anderen *epileptischen* Anfällen besteht in den primär fokalen und dann sekundär generalisierenden Anfällen. Diese Differentialdiagnose ist oft gar nicht möglich. Wenn die Patienten eine Aura angeben können, so ist dies immer beweisend für einen primär fokalen Anfall (Matthes 1975). Nur wenige

Tabelle 9. Hypoglykämie

Beginn	nicht schlagartig
Aussehen	kaltschweißig, durstig, tachykard
Psyche	u. U. bewußtseinsgetrübt
Blutzucker!	

Tabelle 10. Differentialdiagnose der partiellen Anfälle

TIA
Tic
psychogene Anfälle
Migräne
extrapyramidale Dyskinesien

Patienten können die Anzeichen des fokalen Anfalls vor der sekundären Generalisierung beschreiben, auch nur wenige Zeugen beobachten einen Anfall so gelassen und so genau, daß sie dies wahrnehmen.

Auch die sogenannten unklassifizierbaren Anfälle sind epileptogene Anfälle, die differentialdiagnostisch vom typischen Grand mal abgegrenzt werden müssen. Hierbei handelt es sich um abortive oder symptomarme Anfälle, meist infolge der Therapie. Es ist daher wichtig, daß *vor* einer Behandlung Anfallsschilderung und -beobachtung genau dokumentiert werden.

Unter den partiellen Anfällen zunächst zu den Anfällen mit elementarer Symptomatik, meist in Form von Myoklonien im Bereich von Armen oder Beinen (Tabelle 10).

Die *klinische* Abgrenzung gegenüber einer transitorisch-ischämischen Attacke gerade beim älteren Menschen ist schwierig, aber wichtig.

Die transitorisch-ischämische Attacke alleine pflegt nicht mit motorischen Erscheinungen einherzugehen, vielmehr besteht eine Kraftlosigkeit, häufig von den Patienten als Kontrollverlust über

Arm oder Bein angegeben. Allerdings kann bei den sensiblen Anfällen die Differentialdiagnose unmöglich sein. Keinesfalls sollte man die Differentialdiagnose von dem Ultraschall-Doppler-Sonographie-Befund abhängig machen, dieser ist nämlich gerade bei älteren Patienten viel zu häufig positiv, ohne daß damit eine Karotisstenose als Ursache der klinischen Symptomatik bewiesen wäre.

Psychogene Anfälle wurden bereits beschrieben, beim Tic ist wiederum die situative Anhängigkeit und wechselnde Lokalisation sowie wiederum besonders der psychische Befund außerhalb der Anfallszustände wegweisend. Die Migräne sowie ihre Sonderformen als Migraine ophthalmique und accompagnèe gehen mit Schmerzen einher, zudem besteht eine längere Schmerzanamnese, meist eine familiäre Belastung. Auch bei den extrapyramidalen Dyskinesien sind Anamnese mit Neuroleptikaapplikation und der klinische Befund mit den schmerzhaften Muskelverkrampfungen vorwiegend der Kopf-Hals-Muskulatur wegweisend.

Sehr schwer kann der *psychomotorische Anfall* abzugrenzen sein, auch partieller Anfall mit komplexer Symptomatik genannt, dies ist der erscheinungsreichste Anfallstyp. Ein wichtiger Hinweis ist der zwar nicht plötzliche, aber doch paroxysmale Verlauf. Viele Patienten berichten über eine Aura. Der Anfall dauert meist nur wenige Minuten, beginnt unerklärlich. Dies ist besonders eindrucksvoll bei Anfällen aus dem Schlaf heraus. Die psychischen Symptome alleine lassen vielfältige psychiatrische Syndrome differentialdiagnostisch in Frage kommen, die aber alle einen anderen Verlauf nehmen. Viele Patienten zeigen Automatismen in dieser kurzen Zeit. Psychomotorische Anfälle treten oft periodisch auf, etwa die Hälfte der Patienten haben zusätzlich auch große Anfälle. Gerade neben psychomotorischen Anfällen kann es zu dann schon sehr schwer diagnostizierbaren zusätzlichen psychogenen Anfällen kommen. Neben der Beschreibung des Patienten selbst und der Beobachtung von Anfallszeugen kommt der Anfallsdauer größtes Gewicht bei der Differentialdiagnose zu. Fehlt dieses Kriterium, z. B. beim Status psychomotoricus, so kann die Differentialdiagnose unmöglich werden.

Da es sich bei den partiellen Anfällen fast immer um symptomatische Anfälle handelt, wird die klinische Diagnose oft durch einen positiven neurologischen und computertomographischen Befund gestützt.

Informationsquellen

Die in Tabelle 11 angegebenen Informationsquellen über die zur Diskussion stehenden Erkrankungen sollte man kennen. Die Differentialdiagnose anfallsartiger Bewußtseinsstörungen wird dadurch erschwert, daß die Bewußtseinsstörungen selbst nur ausnahmsweise vom Arzt beobachtet werden können, vielmehr müssen sie vom Kranken selbst oder von Anfallszeugen erfragt werden. Derartige Gespräche erinnern durchaus an richterliche Zeugenvernehmungen: Dem Anfallsbeobachter wichtig erscheinende Fakten sind irrelevant, bedeutende Einzelheiten dagegen sind gar nicht beobachtet oder gleich wieder vergessen worden. Gerade deswegen ist zu fordern, daß Anamnese und Fremdanamnese so gründlich und auch ausführlich wie nur möglich erhoben werden. Hinzu kommt nun, daß das erwünschte Ziel der Informationsgewinnung durch Suggestivfragen nicht unzulässig erheischt werden darf. Bedauerlicherweise gehört die Anamnesetechnik noch nicht zu den obligaten Bestandteilen der praktischen ärztlichen Ausbildung, es bleibt daher jedem einzelnen überlassen, autodidaktisch und durch ständiges Üben diese Technik zu erlernen und ständig zu verbessern (Bibliographie s. Anhang zum Literaturverzeichnis).

Tabelle 11. Informationsquellen

Anamnese, Fremdanamnese
neuro-psychiatrischer Befund
EEG
CT
CPK
Behandlungsversuch

Selbstverständlich sind neuropsychiatrischer Befund und die apparative Diagnostik, insbesondere das EEG und das CCT, von großer Bedeutung auch bei der Differentialdiagnose, ihre Bedeutung ist an anderer Stelle dargestellt (s. S.98 und S.107). In den 3 von DRUSCHKY berichteten Fällen wurde der Neurologe erst nach der Schrittmacherimplantation konsultiert, auch das CCT erst danach angefertigt. Bei hirnorganischen Anfällen ist die Durchführung mindestens eines CCTs als obligat anzusehen. Hierzu ein weiterer eigener Fall:
69jähriger Patient, ambulante Überweisung vom Nervenarzt zur CCT wegen erstmaligem Grand mal-Anfall. – Vorgeschichte: Erster Anfall vor 7 Monaten, zweiter Anfall vor 3 Monaten, dann Herzschrittmacherimplantation, danach (6 Wochen vor der CCT) dritter Anfall. Gezielt befragt, gibt der Patient seit 2 Jahren fast völligen Verlust des Riechvermögens an. CCT: ca. 3 cm im Durchmesser große homogene Dichteanhebung median-frontal (nach Kontrastmittel). Typischer Befund eines Olfaktorius-Meningioms (Abb. 1).
Bereits 1974 berichtete HORSTMANN über die Kreatin-Phosphokinase-Aktivitäts-Bestimmung im Serum bei Grand mal-Anfällen. Wir

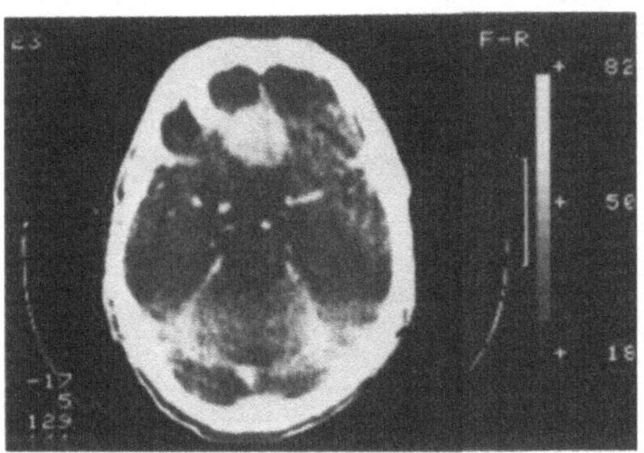

Abb. 1. Typischer Befund eines Olfaktorius-Meningeoms (CT nach Kontraststeigerung mit 100 ml KM) bei Patienten nach 3. großem epileptischem Anfall und zweijährigem Riechverlust; Patient war nach 2. epileptischem Anfall ein Herzschrittmacher implantiert worden

haben dies in den letzten Monaten bei unseren Patienten regelmäßig durchgeführt und gefunden, daß tatsächlich bei vielen Patienten eine beträchtliche Erhöhung dieses Enzyms nach Grand mal-Anfällen zu finden war. Andere Ursachen für eine CPK-Erhöhung müssen ausgeschlossen sein. Bei einzelnen Patienten mit gesicherten Grand mal-Anfällen haben wir allerdings gesehen, daß die CPK normal blieb. Der normale Befund schließt also einen Grand mal-Anfall nicht aus.

Schließlich stellt auch ein Behandlungsversuch mit Antiepileptika eine Möglichkeit dar, die bei der Differentialdiagnose hilfreich sein kann. Dies sollte jedoch nur ausgewählten Fällen vorbehalten bleiben und nicht voreilig durchgeführt werden. Folgende 3 Voraussetzungen sollten für einen Behandlungsversuch vorliegen:

1. Die Anfallszustände müssen ausreichend häufig auftreten, so daß ein eventueller Behandlungserfolg in absehbarer Zeit auch erkennbar würde.
2. Eine epileptische Genese sollte nach sorgfältig erhobener Anamnese und Fremdanamnese zumindest möglich, besser noch wahrscheinlich sein.
3. Es sollte keine oder zumindest keine kunstgerechte Behandlung mit Antiepileptika zuvor erfolgt sein.

Ein voreiliges und unkritisches Behandeln von Kranken mit anfallsartigen Bewußtseinsstörungen mittels Antiepileptika ist nicht gut zu heißen.

Informationsbewertung

Die Informationsbewertung ist bei der Differentialdiagnose anfallsartiger Bewußtseinsstörungen besonders schwierig und bedarf großer Erfahrung. Vorausgesetzt, daß Anamnese, Fremdanamnese, klinische und apparative Befunde korrekt erhoben wurden und vollständig vorliegen, so ergibt sich dennoch in den meisten Fällen hieraus noch nicht zwangsläufig die richtige Diagnose. Die meisten Symptome sind lediglich positive Hinweise, selbst Krampfpotentiale im EEG beweisen nicht, daß bei demselben Patienten jeder Bewußtlosigkeitszustand epileptischer Genese sein muß. Hierzu wieder ein

Fallbeispiel, ein Patient, den wir gemeinsam mit der Medizinischen Klinik der Städtischen Krankenanstalten Bayreuth betreut haben:[1] 47jähriger Patient, seit Jahren täglich erheblicher Alkoholabusus, seit 6 Jahren Schwindelzustände, Diabetes mellitus, Hypertonus. Zweimal zuvor ohne Bewußtlosigkeit kollabiert. Nun ohne erkennbare äußere Einwirkung und ohne Vorboten plötzlich hingestürzt, bewußtlos. Rö.-Schädel: Felsenbeinfraktur. Nach Besserung der Bewußtseinslage zunehmend delirante Symptomatik. CCT: Offene Hirnverletzung mit Liquorfistel durch Fraktur am rechten Felsenbein. EKG: Regelmäßiger Sinusrhythmus bei Linkstyp, ÜZ V3/V4, kleines s bis V6, unauffällige Erregungsrückbildung. Dann elektrokardiographisch ein Sick-Sinus-Syndrom mit totalem AV-Block, darauf Legen eines passageren Schrittmachers, 2 Tage später permanenter Schrittmacher. Pneumonie, nach Austestung des Sputums Umsetzen des Antibiotikums, daraufhin erneute Bewußtseinseintrübung. Liquor: 40000/3 Zellen, auf Antiobiose allmähliche Besserung. Verlegung in psychisch unauffälligem Befund zur Deckung der Liquorfistel.

Bei diesem Patienten hat also wahrscheinlich ein hirnorganischer Anfall zu einem Schädel-Hirn-Trauma mit anschließender Bewußtlosigkeit geführt. Nach Abklingen dieses Schädel-Hirn-Traumas ist der Patient in ein Alkoholentzugsdelir gekommen, deswegen verzögerte sich die rechtzeitige Versorgung der posttraumatischen Liquorfistel, so daß es zu einer eitrigen Meningitis kam. Ohne das EKG wäre eine Herzrhythmusstörung als Ursache der neuerlichen Bewußtseinsbeeinträchtigung wohl nicht erwogen worden.

Es ist eine gar nicht so seltene Situation, daß Patienten mit bekannter Epilepsie in bewußtseinsbeeinträchtigtem Zustand dem Arzt vorgestellt werden. Neben dem postiktalen Dämmerzustand oder einem Status kann auch der Grundprozeß, der eine symptomatische Epilepsie bedingt, fortgeschritten sein, also z.B. ein Hirntumor, aber auch eine Sinusthrombose oder ein Angiom, das geblutet

---

[1] Herrn Professor Mäurer, dem Direktor der Medizinischen Klinik II der Städtischen Krankenanstalten Bayreuth, danken wir für die Überlassung der Krankengeschichte

92

Tabelle 12. Differentialdiagnose akuter Bewußtseinsstörungen bei Patienten mit bekanntem Anfallsleiden

postiktaler Dämmerzustand
Status
Grundleiden (Tumor, Delir, Angiomblutung)
Überdosierung der Antikonvulsiva
traumatische Komplikationen eines Anfalls
   (Contusio cerebri, subdurales Hämatom)
psychogener Anfall (evtl. Stupor)
unabhängige Erkrankung (z. B. AV-Block)

hat, die Antikonvulsiva können überdosiert sein, es kann bei einem Anfall zu einer traumatischen Komplikation gekommen sein, es kann ein psychogener Anfall vorliegen und es kann besonders auch eine völlig unabhängige Erkrankung eingetreten sein, z. B. eine Hypoglykämie oder ein AV-Block wie bei unserem Patienten (Tabelle 12).

Wenn diese 7 Differentialdiagnosen bedacht werden, so sind sie nicht schwer auseinanderzuhalten durch Anamnese, klinischen Befund und einfache apparative Zusatzdiagnostik. Verhängnisvoll nur ist, wenn bei jedem Anfallskranken eine Bewußtseinsstörung sogleich als postiktaler Dämmerzustand bewertet wird.

Schlußbemerkungen

Die Differentialdiagnose der Anfallskrankheiten ist schwierig, sie setzt die genaue Kenntnis der in Frage kommenden Erkrankungen voraus. Da die Zustände vom Arzt selbst selten beobachtet werden können, ist neben der Kenntnis der Krankheitsbilder eine gute Anamnesetechnik wichtigste Voraussetzung. Nur wenn die entscheidungsträchtigen Hinweise eruiert worden sind, kann es zu einer angemessenen Bewertung der einzelnen Angaben und Befunde kommen. Es soll aber nicht der Eindruck erweckt werden, daß alle Krankheitsbilder zwanglos zugeordnet werden könnten. Vielmehr kommt es gar nicht so selten vor, daß eine sichere Zuordnung nicht möglich ist. Dies liegt meistens an einer unzureichenden Informationsverfügbarkeit, häufig bei schlicht strukturierten Patienten und bei fehlenden Anfallszeugen, darüberhinaus gibt es auch symptomarme bzw. atypische Anfallszustände.

Differentialdiagnose heißt aber nicht nur, ähnliche Krankheitsbilder durch kunstvoll gewonnene Anamnese, klinische und apparative Befunde gegeneinander abzugrenzen, indem diese Informationen gewichtet werden, sondern auf Wahrscheinlichkeiten zu ordnen. TILSCHER aus Wien hat dies folgendermaßen ausgedrückt: Wenn ich etwas am Himmel fliegen sehe, ist es selten ein Engel und häufig ein Vogel. Es wird daher auch um Nachsicht gebeten, wenn in dieser Zusammenstellung keinesfalls Vollständigkeit angestrebt wird und auf Raritäten bewußt verzichtet wird.

Wichtig ist noch der Zeitpunkt der differentialdiagnostischen Erwägungen: Sie sollten auf jeden Fall nach Anamnese und klinischer Untersuchung versucht werden. Gerade wenn eine sichere Zuordnung noch nicht möglich ist, was die Regel ist, sollten die Differentialdiagnosen wenigstens nach Wahrscheinlichkeiten geordnet werden. Dies ist eine wichtige Voraussetzung zur richtigen Bewertung manchmal durchaus überraschender Befunde bei der apparativen Diagnostik. So segensreich insbesondere die CCT ist, zumal wenn sie den Nervenärzten unmittelbar zur Verfügung steht, so verhängnisvoll ist die Abkürzung der Differentialdiagnose und ihre Plazierung an den Schluß aller nur möglichen apparativen Untersuchungen. Ein Nervenarzt sollte nicht als erstes eine Überweisung zum CCT ausstellen, Anamnesetechnik und Kunst der klinischen Untersuchung werden schnell verlernt. Dies gilt noch mehr für eingreifende diagnostische und therapeutische Maßnahmen. Eine epileptische Genese einer Bewußtseinsstörung sollte nicht erst nach frustraner Schrittmacherimplantation erfolgen, aber auch nicht erst nach frustraner Psychotherapie erwogen werden.

Literatur

1. ALBERT H-H VON (1978) Vom neurologischen Symptom zur Diagnose. Springer, Berlin Heidelberg New York
2. BAY E (1979) Buchbesprechung „Vom neurologischen Symptom zur Diagnose" (VON ALBERT H-H) Nervenarzt 50: 544

3. BODECHTEL G (1974) Differentialdiagnose neurologischer Krankheitsbilder, 3. Aufl. Thieme, Stuttgart

4. CHRISTIANI K (1983) Anfallssyndrome: Diagnose – Therapie – Begutachtung. Bayer Ärztebl 38: 154–157

5. DÖRR R, MERX W, EFFERT S, IRNICH W (1983) Werden in der Bundesrepublik zuviele Herzschrittmacher implantiert? Dtsch med Wschr 108: 567–569

6. DRUSCHKY K-F, KOTZIAN J, DAUN H, MÜLLER E, LEUTSCHAFT R (1981) Zur Differentialdiagnose hypersensitives Karotis-Syndrom – zerebrales Anfallsleiden unter Berücksichtigung der Indikation zur Schrittmacher-Therapie. In: REMSCHMIDT H, RENTZ R, JUNGMANN J (Hrsg) Epilepsie. Thieme, Stuttgart

7. FLÜGEL KA, KÜGELGEN B (1978) Das Shy-Drager-Syndrom. Fortschr Neurol Psychiat 46: 107–143

8. FLÜGEL KA (1978) Neurologische und psychiatrische Therapie. Perimed, Erlangen

9. FRANKE H (1979) Syndrom des hypersensitiven Carotissinus. Dtsch Med Wschr 104: 541–542

10. GEISLER LS, KOLLMEIER J, THIEL H, ROHNER HG (1979) Schrittmachertherapie beim Carotissinus-Syndrom vom kardialen Typ. Dtsch Med Wschr 104: 597–599

11. HOPF HC, STRUPPLER A (Hrsg) (1974) Elektromyographie. Lehrbuch und Atlas. Thieme, Stuttgart

12. HORSTMANN P (1974) Die Bestimmung der Kreatinphosphokinase-Aktivität im Serum als ein Hilfsmittel bei der Aufklärung von Anfallsgeschehen. Nervenarzt 54: 445–446

13. JANZ D (1969) Die Epilepsien. Spezielle Pathologie und Therapie. Thieme, Stuttgart

14. JOVANOVIČ UJ (1974) Schlaf und Traum. Fischer, Stuttgart

15. KARBOWSKI K (1981) Nomenklaturwandel in der Epileptologie. Nutzen oder Schaden? Nervenarzt 52: 17–18

16. KOLLMANNSBERGER A (1974) Nichtepileptische Anfälle und Krisen. In: BODECHTEL G (Hrsg) Differentialdiagnose neurologischer Krankheitsbilder, 3. Aufl. Thieme, Stuttgart

17. KOLLMANNSBERGER A, BOLTE HD (1978) Synkopale (nicht-epileptische) Anfälle. In: FLÜGEL KA (Hrsg) Neurologische und psychiatrische Therapie. Perimed, Erlangen

18. KUGLER J (1981) Klassifikation der epileptischen Anfälle und Epilepsien. In: Deutsch-Schweizerisches Symposium der Anfallskrankheiten. Schweiz Epilepsieklinik, Zürich

19. LÁHODA F (1983) Anfallssyndrome bei metabolischer bzw. endokriner Grundstörung. Bayer Ärztebl 38: 164

20. LAUBICHLER W (1982) Nosologie der somatogenen Dämmerzustände: Ursachen oft nicht zu ermitteln. Neurol Psychiat 8: 633–635

21. MATTHES A (1975) Epilepsie, 2. Aufl. Thieme, Stuttgart
22. MUMENTHALER M (1980) Neurologische Differentialdiagnose. Symptome
    – Syndrome. Thieme, Stuttgart
23. MUMENTHALER M (1982) Neurologie. 7. Aufl. Thieme, Stuttgart
24. RABE F (1970) Die Kombination hysterischer und epileptischer Anfälle.
    Schriftenreihe Neurologie. Bd5 (BAUER HJ, GÄNSHIRT H, VOGEL P
    (Hrsg)) Springer, Berlin Heidelberg New York
25. SCHEID W (1980) Lehrbuch der Neurologie. 4. Aufl. Thieme, Stuttgart
26. SOYKA D (1983) Herz- und kreislaufabhängige Anfälle. Bayer Ärztebl 38:
    160–163
27. SPATZ T (1974) Bewußtlosigkeit. In: BODECHTEL G (Hrsg) Differen-
    tialdiagnose neurologischer Krankheitsbilder, 3. Aufl. Thieme, Stutt-
    gart
28. VIETH J (1979) Die Epilepsie und ihre Behandlung. Edition Roche,
    Grenzach
29. WILD H (1974) Zerebrale Anfälle. In: BODECHTEL G (Hrsg) Differen-
    tialdiagnose neurologischer Krankheitsbilder, 3. Aufl. Thieme, Stutt-
    gart
30. WOLF P (1979) Nomenklatur und Klassifikation epileptischer Anfälle und
    Syndrome. Nervenarzt 50: 547–554

Anhang

Bibliographie zur Verbesserung der ärztlichen Gesprächstechnik

1. BELLAK L, SMALL L (1972) Kurzpsychotherapie und Notfallpsychothera-
   pie (2. Aufl 1975). Suhrkamp, Frankfurt
2. BINDER H (Hrsg) (1973) 20 Jahre praktische und klinische Psychotherapie. Lehmanns, München
3. BOMMERT H (1977) Grundlagen der Gesprächspsychotherapie. Kohlham-
   mer, Stuttgart
4. DAHMER H, DAHMER J (1982) Gesprächsführung. Thieme, Stuttgart
5. DAHMER J (1981) Anamnese und Befund, 4. Aufl. Thieme, Stuttgart
6. KIND H (1982) Psychotherapie und Psychotherapeuten. Thieme, Stuttgart
7. LANGEN D (1973) Psychotherapie. Thieme, Stuttgart
8. RACHMAN S (1971) Wirkungen der Psychotherapie. UTB-Verlagsgemein-
   schaft
9. SCHMIDBAUER W (1975) Der Weg weiter. Wissenschaftlicher Dienst
   Roche
10. STROTZKA H (1974) Psychotherapie: Grundlagen, Verfahren, Indikatio-
    nen. Urban & Schwarzenberg, München Berlin Wien
11. WIECK HH (Hrsg) (1978) Psychotherapeutische Maßnahmen in der All-
    gemeinpraxis. Perimed, Erlangen

12. WOLBERG LR (1983) Kurzzeit-Psychotherapie. Thieme, Stuttgart
13. ZARO JS (1980) Einführung für angehende Psychotherapeuten. Enke, Stuttgart
14. ELERTSEN H (1979) Moderne Rhetorik. 8. Aufl. Sauer, Heidelberg
15. ZIELKE W (1972) Rhetorik – programmiert lernen. 3. Aufl. Verlag Moderne Industrie, München

Indikation, Aufwand, Aussagefähigkeit, Provokationsmethoden des Elektroenzephalogramms in der nervenärztlichen Praxis bei Verdacht auf Anfallsleiden

T. GROBE

Wenn über das EEG bei Anfallspatienten aus der Sicht des niedergelassenen Nervenarztes Stellung genommen werden soll, so können nur persönliche Ansichten dargelegt werden. Unterschiedliche Auffassungen zur Indikation und zur Aussagekraft des EEG werden sich allein schon aus unterschiedlicher Ausrichtung einzelner nervenärztlicher Praxen ergeben, beispielsweise ob die Tätigkeit mehr neurologisch oder mehr psychiatrisch orientiert ist. Die folgenden Ausführungen können somit keinesfalls als Richtlinien angesehen werden.

Indikation des EEG

Das EEG ist in der nervenärztlichen Praxis die wichtigste Zusatzuntersuchung. Die diagnostische Wertigkeit ist unmittelbar hinter Anamnese, psychiatrischem und neurologischem Befund einzuordnen, m. E. noch vor dem Computertomogramm.
Das Computertomogramm ist medizinisch zwar bei den meisten Patienten wünschenswert. Unter dem Gebot der Wirtschaftlichkeit ist aber eine enge Indikationsstellung notwendig. Gerade hier ist das Elektroenzephalogramm hilfreich mit der Frage, ob sich Hinweise für einen zerebralen Prozess ergeben oder nicht. Besonders bei zerebralen Anfällen kommt dem EEG natürlich vorrangige Bedeutung zu.
Bei Patienten mit klinisch wahrscheinlichen Krampfanfällen, also Patienten mit typischer Anfallsschilderung, ist das EEG angezeigt zur Dokumentation der Anfallsbereitschaft, auch zur Erkennung des Anfallstyps.
Unerläßlich ist das EEG bei Patienten mit fraglichen zerebralen An-

98

fällen, beispielsweise in der Differentialdiagnose zu synkopalen Zuständen, tetaniformen Anfällen oder auch zu Migräneäquivalenten. Das EEG ist aber nicht nur indiziert bei allen unklaren flüchtigen Bewußtseinsstörungen, sondern auch bei unklaren flüchtigen neurologischen Funktionsstörungen einschließlich unklaren Schwindelattacken, da sich durchaus Anfallsäquivalente oder abortive Anfälle dahinter verbergen können.

Das EEG hat seine Berechtigung aber auch bei flüchtigen affektiven Störungen, beispielsweise bei kurzfristig aufsteigenden Angstzuständen.

Als Beispiel mag der Fall einer 47jährigen Patientin dienen, die wegen flüchtiger, plötzlich aufsteigender Angstgefühle vor Jahren nervenärztlich untersucht wurde. Damals wurden neurotische Ängste vermutet. Aus der Anamnese war eine Hirnabszeßoperation im 19. Lebensjahr bekannt.

Im Elektroenzephalogramm 1981 zeigte sich ein sehr diskreter Herdbefund rechts (Abb. 1).

Unter Behandlung mit Carbamazepin ist die Patientin seither beschwerdefrei.

Um auch zur Häufigkeit von zerebralen Anfallspatienten in der nervenärztlichen Praxis Stellung zu nehmen, können einige Zahlen aus der eigenen Gemeinschaftspraxis für die ersten 3 Monate des Jahres 1983 genannt werden:

Von den im 1. Quartal 1983 erstmals kassenärztlich untersuchten Patienten wurde bei 24 Patienten (5,5%) der Verdacht auf zerebrale Anfälle erhoben.

Von den übrigen Patienten, die bereits in früheren Quartalen erstmals untersucht wurden, somit in mehr oder weniger laufender Behandlung standen, waren 49 Anfallskranke. In einem Quartal wurden somit 73 Patienten mit wahrscheinlichen oder sicheren zerebralen Anfallsleiden in der eigenen Praxis untersucht und behandelt.

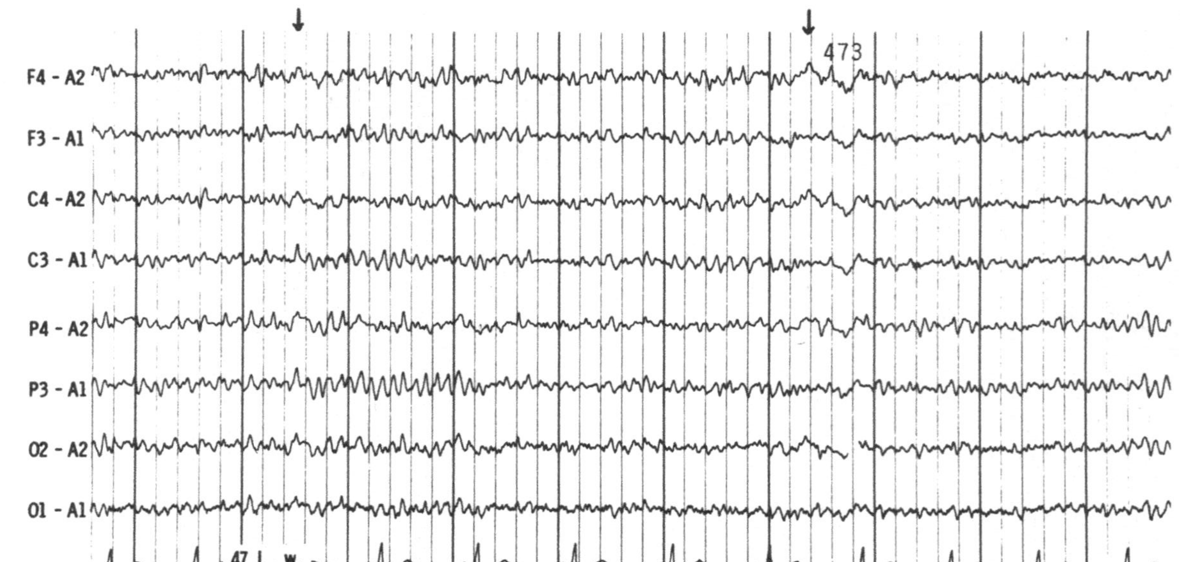

Abb. 1. 47jährige Patientin, Zustand nach Hirnabszeßoperation im 19. Lebensjahr. Flüchtig aufsteigende Angstgefühle. Im EEG vereinzelt unterlagernde langsame Thetawellen rechts während der Hyperventilation. Auf Carbamazepin beschwerdefrei

Aufwand des EEG

Die für die Ableitung des EEG erforderlichen Geräte verfügen in der Praxis meist über 6 bis 8 Kanäle; dies ist sicherlich ausreichend, auch wenn nach der eigenen Erfahrung eine höhere Zahl von Kanälen die Auswertung eher erleichtert.
Notwendig sind bei einer EEG-Standardableitung Referenzableitungen und mehrere bipolare Ableitungen mit mindestens einer Quer- und einer Längsreihe.
Die sogenannten *Quellenableitungen*, die bereits in einigen neuen Geräten integriert sind, stellen sicherlich eine Bereicherung dar, sie sind aber nicht notwendig.
Raumbedarf, einschließlich guter Abschirmung, und die Notwendigkeit einer eingehend angelernten Arzthelferin müssen nicht besonders erwähnt werden.
Die Standardableitung einschließlich Hyperventilation als Provokationsmaßnahme benötigt in der Praxis gut 20 Minuten. Der in neurophysiologischen Abteilungen und auch von der Deutschen EEG-Gesellschaft geforderte Standard läßt sich in der niedergelassenen nervenärztlichen Praxis wohl nur annäherungsweise erreichen. Der hierdurch bedingte qualitative Nachteil wird vor allem dadurch ausgeglichen, daß der EEG-Auswerter selbst den Patienten, dessen Vorgeschichte und den klinischen Befund kennt. Er kann damit auch wesentlich besser Grenzbefunde abwägen.

Aussagefähigkeit des EEG

Die Aussagefähigkeit steht und fällt mit der Erfahrung des EEG-Auswerters.
Zwar sind in der Weiterbildungsordnung für den Nervenarzt Kenntnisse im EEG gefordert. Ausreichende Kenntnisse sind aber doch nur nach einer längeren Tätigkeit in einer neurophysiologischen Abteilung zu erwerben, wobei in mehreren Monaten nur Grundkenntnisse angeeignet werden können. Diese müssen während der weiteren nervenärztlichen Tätigkeit vertieft werden.
Das Mißverhältnis zwischen der Zahl der jungen Kollegen in Aus-

bildung und der Zahl der Ausbildungsplätze läßt aber kaum eine Hebung des EEG-Ausbildungsstandards erwarten.

Der Auswerter, der Krampfpotentiale im EEG sieht und von Artefakten abgrenzt, muß sich aber im Hinblick auf die sozialen Folgen für Führerschein und Arbeitsplatz seiner Verantwortung sehr bewußt sein. Dabei stellt die Abgrenzung von Artefakten gegenüber Krampfpotentialen das wohl größte Problem bei der Auswertung dar.

So ist durch elektrostatische Aufladung moderner Teppichböden, beispielsweise durch Fußbewegungen, nicht selten ein krampfpotentialähnlicher Artefakt zu erzeugen (Abb. 2 und 3).

Generalisiert auftretende artefaktbedingte Spitzenpotentiale, dies ist ebenso bekannt, können aber auch durch straff sitzende Gummihauben infolge von Bewegungen auftreten. Die eingehende Kenntnis der Artefaktmöglichkeiten und die Differenzierung zu echten paroxysmalen Potentialen ist eine wesentliche Voraussetzung dafür, daß das Elektroenzephalogramm im Einzelfall eine aussagekräftige Untersuchung darstellt.

Insgesamt sollte aber die Aussagefähigkeit auch bei der Frage zerebraler Krampfanfälle nicht überschätzt werden, auch wenn dies als Widerspruch zur weiten Indikationsstellung erscheinen mag. Bekanntermaßen haben etwa ⅓ der Patienten mit zerebralen Anfällen im Intervall ein regelrechtes EEG, so daß ein normales EEG keinesfalls ein zerebrales Anfallsleiden ausschließt.

Wie jede Zusatzuntersuchung kann das EEG somit nur gezielte Fragestellungen beantworten:

- Sind beispielsweise eindeutige Krampfpotentiale bei unklaren Bewußtseinsstörungen vorhanden, so daß diese als epileptogen eingeordnet werden können?
- Zeigen sich bei klinisch wahrscheinlichen Anfällen Seitendifferenzen oder fokale Dysrhythmien im EEG, so daß von primär fokalen (oder partiellen) Anfällen mit den entsprechenden therapeutischen Konsequenzen auszugehen ist?
- Zeigt sich bei ansteigender Therapie oder auch beim Reduktionsversuch eine Zunahme oder Abnahme der Krampfpotentiale oder der dysrhythmischen Veränderungen?

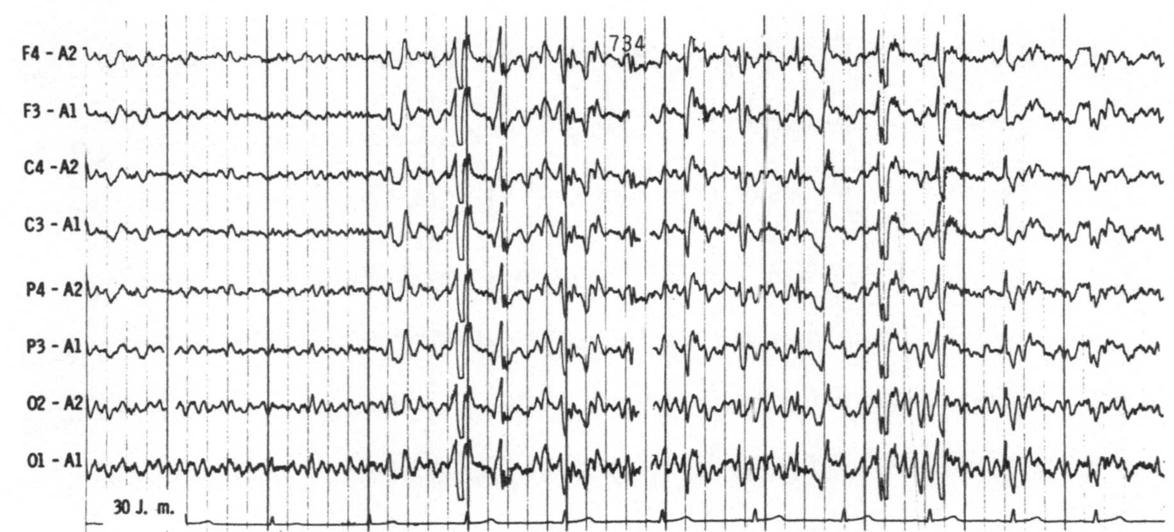

Abb. 2. 30jähriger Mann. Im EEG artefaktbedingt (reproduzierbar!) bilateral synchrones generalisiertes krampfpotential-ähnliches Wellenmuster

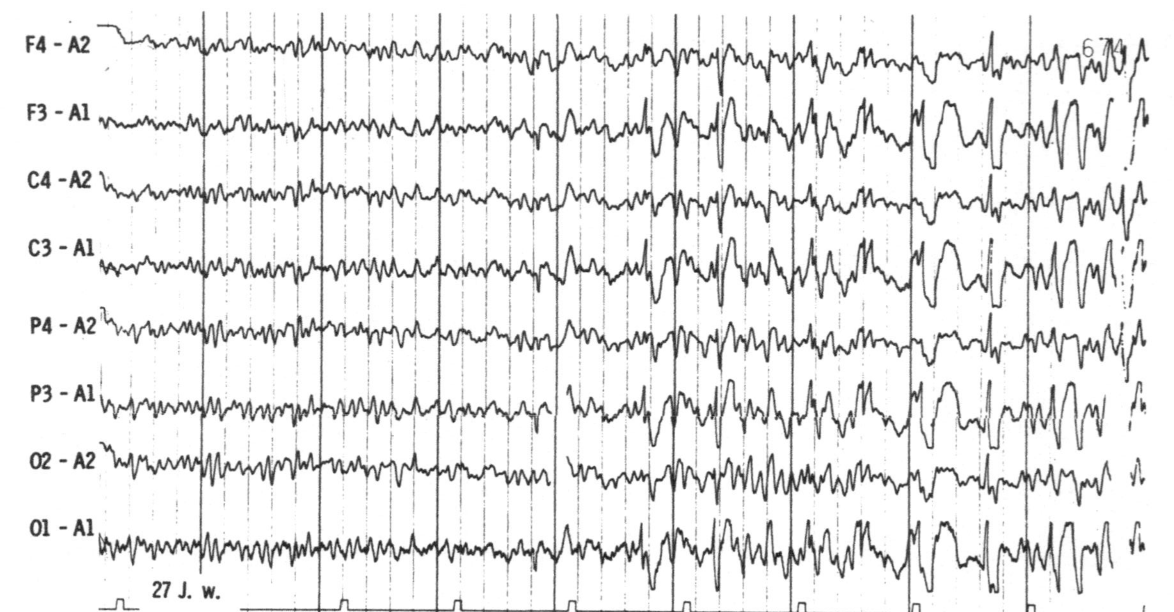

Abb. 3. 27jährige Frau. Im EEG artefaktbedingt (reproduzierbar!) krampfpotentialähnliches Wellenmuster über der linken Hemisphäre

– Stellt sich während der antiepileptischen Medikation zunehmend
eine Grundrhythmusverlangsamung oder Allgemeinveränderung
im EEG als Hinweis auf Überdosierung ein?

Insgesamt kann das EEG bei fundierter Auswertung und gezielter
Fragestellung wesentliche diagnostische Hinweise geben.

Provokationsmethoden

Als Provokationsmethoden sind zu nennen die Überatmung, die Fotostimulation, die akustische Stimulation sowie das Schlaf-EEG und
das EEG nach Schlafentzug.
Zunächst zur Hyperventilation: Sie gehört zur Standardableitung
und ist unverzichtbar. Notwendig ist auch eine ausreichende Hyperventilation, auf die nicht selten zu wenig geachtet wird.
Die Fotostimulation mit Blitzreizen in verschiedenen Reizfolgefre-
quenzen wird nach meinem Wissen nicht allzu häufig in der nervenärztlichen Praxis durchgeführt.
Meines Erachtens kann der Forderung von RABENDING und KLEPEL
(1978) nicht gefolgt werden, die eine Fotostimulation im Rahmen
der Standardableitung für unerläßlich halten.
Beide Autoren stützen sich auf über 15000 Fotostimulationen in
langjähriger Erfahrung. Nach ihren eigenen Zahlen sind aber nur
0,4% aller Epilepsien reine fotogene Epilepsien.
Eine fotoparoxysmale Reaktion bei im übrigen regelrechtem EEG
ist aber nach ihren Angaben in weniger als 3% der Epilepsie-Patien-
ten festgestellt worden, wobei bei einem Teil dieser Patienten die Anfälle klinisch als wahrscheinlich einzustufen waren. Da außerdem
eine fotoparoxysmale Reaktion ohne klinische Anfallsbereitschaft
diagnostisch nicht verwertbar ist, rechtfertigt m.E. der diagnostische
Zugewinn den Aufwand nicht, die Fotostimulation in die Standardableitung einzubeziehen. Bei gezieltem Einsatz allerdings kann
die Fotostimulation sehr hilfreich sein.
Auch die akustische Stimulation dürfte überwiegend den neurophysiologischen Abteilungen bei besonderen Fragestellungen vorbehalten bleiben.

Aussagekräftigere Provokationsmethoden sind dagegen die Schlafableitung oder die Ableitung nach Schlafentzug.

In der Umfrage der Deutschen EEG-Gesellschaft vom Januar 1983 wird unterschieden zwischen
- Ganz-Nacht-Schlafableitung
- Ableitung am Morgen nach Ganz-Nacht-Schlafentzug oder Teilschlafentzug oder Schlafreduzierung
- Kurzschlafableitung nach Schlafreduktion
- Medikamentöse Schlafinduktion.

Aufzuklären sind dabei die Patienten, daß sie weder Weckamine noch Kaffee zu sich nehmen sollen.
Die Rate positiver EEGs wird durch Schlafableitungen erhöht, besonders natürlich bei schlafgebundenen Anfällen. Wegen des Aufwandes dürfte die Zahl der Schlaf-EEGs in der niedergelassenen Praxis niedrig sein. In Einzelfällen ist aber sicherlich der Aufwand sinnvoll, da doch gelegentlich eine stationäre Einweisung zum Zwecke des Schlaf-EEGs vermieden werden kann.

Literatur

1. RABENDING G, KLEPEL H (1978) Die Fotostimulation als Aktivierungsmethode in der Elektroenzephalographie. Fischer, Jena

Computertomographie bei Anfallskranken: Indikation und Aussagefähigkeit

A. Hillemacher

Bei jedem *bekannten* Anfallsleiden und bei jedem *neuen Verdacht* auf einen zerebralen Anfall – sei es vom Grand mal-Typ (GM) oder fokal – sowie auch in all den Fällen, wo Anamnese oder klinischer Befund differentialdiagnostisch neben einem zerebralen Anfall eher an Synkopen oder eine transitorisch-ischämische Attacke denken lassen, ist eine Computertomographie des Kopfes (CT) indiziert (Aschoff 1981; Lechner et al. 1979; Wieck u. Hillemacher 1982).

a) Die Indikation bei oft schon jahrelang *bekanntem Anfallsleiden* ergibt sich aus dem Ziel, hier eine Bestandsaufnahme zu machen. Dabei sind in etwa der Hälfte aller Fälle pathologische Befunde im CT zu finden (Lechner et al. 1979). Die im CT nachweisbaren Ursachen sind im wesentlichen:

1. *Frühkindliche Hirnschädigungen,* von den Folgen eines Geburtstraumas über Fehlbildungen bis zu im Kindesalter erlittenen Schäden infolge einer Meningo-Enzephalitis (Bentele u. Langenstein 1981; Kotlarek et al. 1981) (Abb. 1)

2. *Traumafolgen*
   Etwa Kontusionsdefekte nach Schädel-Hirn-Verletzungen oder Folgen eines intrakraniellen operativen Eingriffes (z. B. Zustand nach Aneurysmaoperation wegen einer spontanen Subarachnoidalblutung mit Hirnsubstanzdefekten).

3. *Entzündungsfolgen*
   Zum Beispiel Zustände nach einer Meningo-Enzephalitis mit Defekten oder Komplikationen, etwa einer Liquorresorptionsstörung.

4. *Gefäßprozesse*
   Bleibende Substanzschädigungen nach Hirninfarkten und Narben nach spontanen intrazerebralen Blutungen führen nicht selten zu Anfallsleiden.

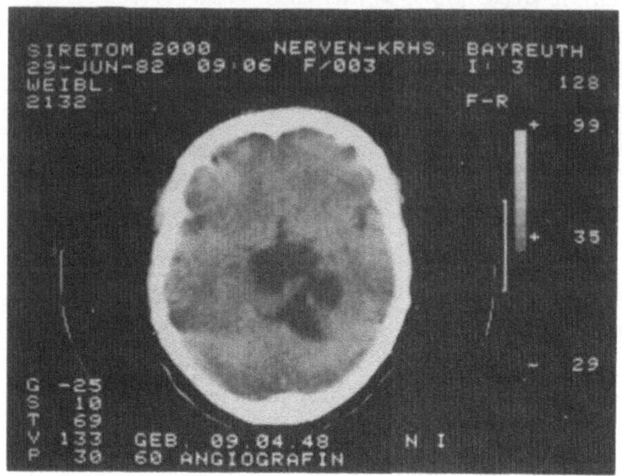

Abb. 1. Gravierender Befund einer zystischen Fehlbildung bei einer 34jährigen Patientin mit Grand mal-Epilepsie

5. Atrophien

Neben den unterschiedlichsten atrophisierenden Prozessen ist vor allem der Alkoholismus eine der häufigsten Ursachen gelegentlicher Grand mal-Anfälle (BRAUN u. MEYER 1981; SCOLLO-LAVIZZARI 1982).

b) Im allgemeinen bedeutungsvoller und schwieriger ist das sachgerechte Vorgehen bei einem *erstmaligen Anfall*. Dabei ist es wichtig zu berücksichtigen, daß das CT durchaus „zu früh" erfolgen kann: Beim ersten CT nach einem ersten GM ist manchmal noch keine pathologische Veränderung nachweisbar, selbst unter Kontrastmittelgabe nicht, bei einer Kontrolle nach einem erneuten GM oder Hinzutreten weiterer Symptome findet man dann jedoch durchaus eindrucksvolle Befunde (Abb. 2 und 3).

Bei ersten Anfällen kann man je nach Anfallsart mit sehr unterschiedlicher Häufigkeit relevante pathologische CT-Befunde erwarten: Bei generalisierten Anfällen in ca. 15 bis 20% der Fälle, bei fokalen Anfällen in 50 bis 70% (HILLEMACHER 1982; LECHNER et al. 1979; PATZOLD u. HALLER 1975). Fokale Anfälle sind also immer eine sehr dringliche Indikation zur CT!

108

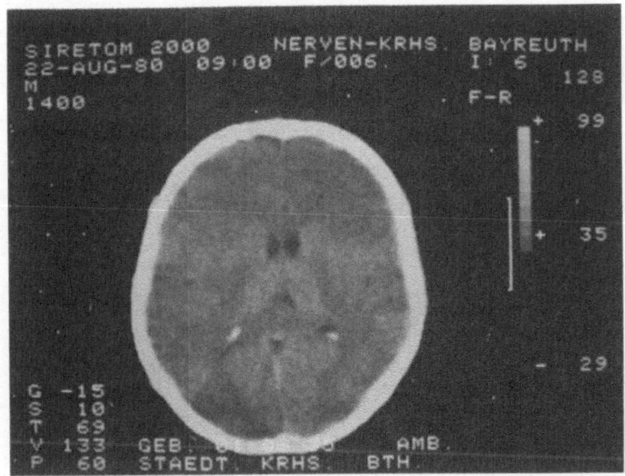

Abb. 2

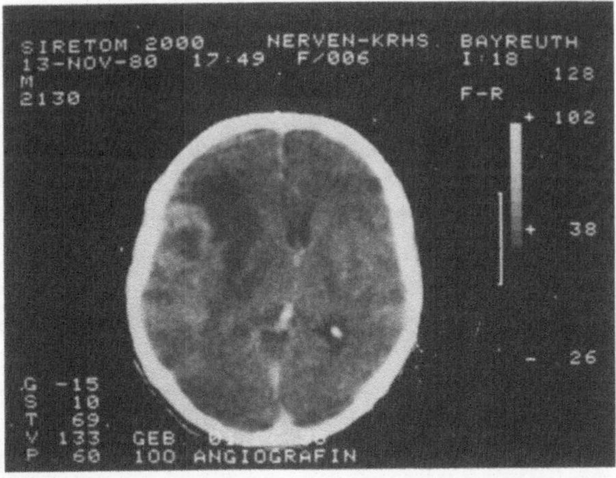

Abb. 3

Abb. 2 u. 3. 45jähriger Mann mit zunächst unauffälligem CT (auch unter Kontrastmittelgabe!) zwei Tage nach dem ersten GM sowie 12 Wochen später bei einem erneuten GM, wobei in dieser kurzen Zeit ein großes Glioblastom gewachsen ist

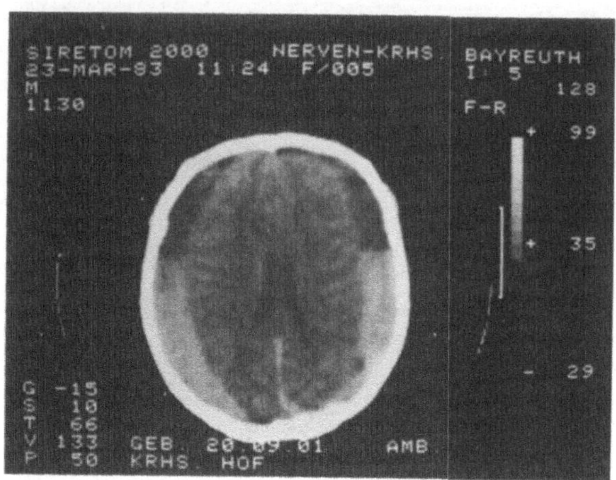

Abb. 4. 82jähriger Patient mit Bagatelltrauma und beiderseitigen riesigen chronischen Subdural-Hämatomen, der nach der Operation mit Entleerung aus Bohrlöchern wieder vollständig beschwerdefrei wurde. Ein erster GM-Anfall war Anlaß zur CT-Untersuchung

Dabei sind als Ursachen in der Reihe ihrer Häufigkeit zu finden:

1. Intrakranielle Tumoren

Bei etwa 7% aller neu auftretenden Anfallsleiden ist ein Tumor nachweisbar. Hierbei verursachen vor allem Astrozytome (in 82%), Oligodendrogliome (77%), Meningeome (38%) und Glioblastome (27%) als erstes und häufig einziges Symptom Anfälle (HILLEMACHER 1982).

2. Auch die unterschiedlichsten *Gefäßprozesse* können Ursache eines ersten Anfalles sein: Spontane intrazerebrale Blutungen, Hirninfarkte oder Hirnsinusthrombosen sowie andere Gefäßprozesse. Hier ist von therapeutischem Interesse vor allem die baldige Erkennung der spontanen Subarachnoidal-Blutung aus einem Aneurysma.

3. Fehlbildungen

Hier vor allem erstmals aufgetretene Anfälle bei einem bisher symptomlosen arteriovenösen Angiom.

110

4. Hirntraumen

Vom Patienten oft nicht mehr erinnerliche Bagatelltraumen können zu chronischen Subduralhämatomen führen, die sich gelegentlich erst durch einen ersten GM bemerkbar machen (Abb. 4).

c) Bei der Durchführung der CT ergibt sich regelmäßig die Frage, ob die Untersuchung mit *Kontrastmittelgabe* zu wiederholen ist. M. E. ist dies immer dann erforderlich, wenn sich im Nativ-CT Auffälligkeiten finden, die nicht hinreichend lokalisatorisch oder artdiagnostisch einzuordnen sind. Dann ist die i.v. Gabe von 100 ml Kontrastmittel erforderlich und es ergeben sich sehr häufig zusätzliche Informationen (HILLEMACHER 1982). Von vielen Autoren (z. B. LESCHEM u. PAAL 1982) wird die Auffassung vertreten, daß man praktisch regelmäßig die CT mit Kontrastmittel wiederholen solle. Ich teile diese Ansicht nicht, da durchaus die Gefahr schwerer anaphylaktischer Reaktionen und des Nierenversagens besteht und letale Folgen der intravenösen Kontrastmittelgabe auf etwa 1:4000 Untersuchungen geschätzt werden. M.E. ist hier die kurzfristige Verlaufskontrolle des Nativ-CT günstiger, weil risikolos und häufig ergiebiger, da das erste CT ja durchaus – wie bereits erwähnt – auch zu früh erfolgt sein kann.

Dies ist überhaupt eine häufige Frage:

d) Was tun, wenn die erste CT ein unauffälliges Ergebnis erbrachte?

Hier sollte man dann grundsätzlich abwarten, keine invasive Diagnostik betreiben und bei einem erneuten Anfall oder Hinzutreten weiterer Symptome eine CT-Kontrolle durchführen.

e) In der *Differentialdiagnose* von Anfallszuständen ist die CT unentbehrlich. Mir sind drei Fälle in vier Jahren vorgekommen, in denen Patienten wegen „transitorisch-ischämischer-Attacken" (TIA) angiographiert wurden, sich Karotisstenosen fanden, die dann auch desobliteriert wurden. Da die TIA weiter bestanden, erfolgte *dann* die CT, die jeweils zerebrale Tumoren ergab (die Anamnese ließ auch in allen Fällen nachträglich keine Zweifel daran, daß es sich um *fokale Anfälle* gehandelt hatte). Es ist deshalb auch bei der Differentialdiagnose von Synkopen zu großen Anfällen oder TIA zu fokalen Anfällen wichtig, eine CT durchzuführen.

f) Zufallsbefunde

Nicht jede Auffälligkeit im CT ist ursächlich mit einem Anfall in Verbindung zu bringen. Manche sind Zufallsbefunde, wie etwa ein großes Cavum septi pellucidi, eine kleine Arachnoidalzyste oder als Variante aufzufassende Veränderungen, wie etwa sehr ausgeprägte Falx-Verkalkungen.

g) Häufigkeit pathologischer CT-Befunde

Von den ersten 1000 CT-Untersuchungen 1983 erfolgten 162 wegen eines bekannten Anfallsleidens oder bei Verdacht auf generalisierten oder fokalen ersten Anfall (16%). Insgesamt fanden sich sowohl bei den Kindern als auch bei den Erwachsenen etwa ein Viertel als pathologisch zu wertende Veränderungen.

Recht ähnliche Zahlen von 23 bis 28% finden sich auch in der Literatur (BENTELE u. LANGENSTEIN 1981; KOTLAREK et al. 1981; LECHNER et al. 1979).

Therapeutische Konsequenzen ergeben sich allerdings nur in vergleichsweise wenigen Fällen, vor allem bei den 14 dabei festgestellten Tumoren und Metastasen, bei denen operative Eingriffe oder Bestrahlungen erforderlich wurden.

In diesem Zusammenhang ist jedoch besonders zu betonen, daß ja gerade der *negative Befund* im CT für den Patienten und auch für den Arzt das wünschenswerte Ergebnis ist: Man kann den Patienten doch mit größter Wahrscheinlichkeit beruhigen, daß nichts Ernsthaftes vorliegt.

h) Kosten und Nutzen

Wenn man die konventionellen apparativen ambulant durchführbaren Untersuchungen wie Rö.-Schädel, EEG, Echo und Hirnszintigramm veranlaßt, so kommt man auf die gleichen Kosten wie bei einer CT. Führt man diese Untersuchungen sämtlich durch, so ergeben sie jedoch *zusammen* z. B. bei Tumoren nur in 85% der Fälle den Nachweis eines pathologischen Befundes, während in der CT 98 bis 99% der Tumoren sicher erfaßt werden. Dabei ist die CT hinsichtlich der Lokalisation und der Artdiagnose wesentlich aussagefähiger (GEMPEL et al. 1977; HILLEMACHER 1982).

Vielfach erspart hierdurch die CT auch einen stationären Aufenthalt.

Darüber hinaus ist die CT wohl die einzige Möglichkeit, mit hinreichender Sicherheit multiple Prozesse, also mehrere Metastasen oder Abszesse, zu erkennen und somit unnötige operative Eingriffe in der Annahme etwa nur eines Tumors zu ersparen.

Auch die früher häufig schwierige Situation, einen Patienten mit einem ersten Anfall, der eine Pneumenzephalographie und Angiographien „erlitten" hatte, die keinen krankhaften Befund ergaben, etwa nach wenigen Monaten bei Hinzutreten neuer Symtome wiederum stationär diesen eingreifenden Untersuchungen zu unterziehen und ihn überhaupt dazu zu bewegen, ist durch die CT-Kontrolle leicht gelöst.

Literatur

1. Aschoff JC (1981) Anamnese und klinische Symptomatik bei Hirntumoren. In: Potthoff PC, Schreml W (Hrsg) Maligne Hirntumoren. Band 18 der Reihe: Aktuelle Probleme in Chirurgie und Orthopädie. Huber, Bern Stuttgart Wien, S 15–19
2. Bentele KHP, Langenstein J (1981) Computertomographische Befunde bei Kindern mit komplizierten Fieberkrämpfen. In: Remschmidt H, Rentz R, Jungmann J (Hrsg) Epilepsie 1980. Thieme, Stuttgart New York, S 217–219
3. Braun I, Meyer IG (1981) Klinische und computertomographische Befunde zur Frage nach Ursache von Gelegenheitsanfällen bei Alkoholikern. In: Remschmidt H, Rentz R, Jungmann J (Hrsg) Epilepsie 1980, Thieme, Stuttgart New York, S 220–225
4. Gempel PA, Harris GH, Evens RG (1977) Comperative cost analysis: Computed tomography vs. alternative diagnostic procedures, 1977–1980. Little Washington D.C.
5. Grumme T, Meese W, Lange S (1976) Kraniale Computertomographie. Wert und Einsatzmöglichkeiten. Dtsch med Wschr 101: 765–769
6. Hillemacher A (1982) Der Wert anamnestischer und klinischer Daten sowie apparativer Untersuchungsbefunde bei der Diagnose von Hirntumoren. Fortschr Neurol Psychiat 50: 93–112
7. Kotlarek F, Brüll D, Moik C, Zeumer H: (1981) Möglichkeiten und Aussagewert der Computertomographie bei Epilepsien im Kindesalter. In: Remschmidt H, Rentz R, Jungmann J (Hrsg) Epilepsie 1980. Thieme, Stuttgart New York, S 209–216
8. Lechner H, Ladurner G, Sager WD (1979) Die klinische Relevanz der Computertomographie in der Epilepsiediagnostik. In: Sager WD, La-

DURNER G (Hrsg) Computertomographie. Thieme, Stuttgart New York, S 52–56

9. LESCHEM D, PAAL G (1982) Die Indikation zur kraniellen Computertomographie. Klinikarzt 11: 475–482

10. NADJMI M, PIEPGRAS U, VOGELSANG H (1981) Kranielle Computertomographie. Thieme, Stuttgart New York

11. PATZOLD U, HALLER P (1975) Zur Problematik der Früherkennung von Hirngeschwülsten, die als einziges Symptom epileptische Anfälle hervorrufen. J Neurol 210: 199–217

12. REMSCHMIDT H, RENTZ R, JUNGMANN J (Hrsg) Epilepsie 1980. Thieme, Stuttgart New York

13. SCOLLO-LAVIZZARI G (1982) Epilepsie beim Alkoholiker. Hexagon „Roche" 10: 20–24

14. VOGEL H, DÜRING A (1983) Art und Häufigkeit der Komplikationen bei intravenöser Kontrastmittelgabe. Krankenhausarzt 56: 326–343

15. WIECK HH, HILLEMACHER A (1982) Neurologie und Psychiatrie in der Praxis, 4. überarb. Aufl. Schattauer, Stuttgart New York

16. WÖRZ R (1976) Zur Früherkennung intrakranieller Tumoren. Med Welt 27: 553–557

Diagnostik und Therapie von Anfällen mit Hilfe des Intensive-Monitoring

H. STEFAN

Routinediagnostik

Der Routineweg zur Diagnostik von Anfallskrankheiten wird am sichersten Schritt für Schritt in mehreren Stufen zurückgelegt. Zunächst ist zu klären, ob überhaupt epileptische oder andersartige Anfälle vorliegen. In der ersten Stufe müssen vor allem hysterische Anfälle ausgeschlossen werden. Sind zerebrale Anfälle gesichert, so muß zweitens entschieden werden, ob es sich um organische Gelegenheitsanfälle oder um Anfälle bei beginnender Epilepsie handelt. Liegen letztere vor, so muß außerdem eine sorgfältige Analyse des Anfallsgeschehens nach mehreren Gesichtspunkten durchgeführt werden. Hierbei ist zu unterscheiden, ob es sich um fokale oder generalisierte epileptische Anfälle handelt, ob sich die Anfälle einem Grand mal- oder Petit mal-Typ zuordnen lassen, in welchem Alter die Anfälle erstmals auftraten und welche tageszeitliche Bindung vorliegt. Erst nach sorgfältiger Analyse dieser Punkte der dritten Stufe wird über die antiepileptische Therapie entschieden. Zu den Methoden der Routineuntersuchung gehören: Anamnese, allgemein körperliche und neurologische Untersuchung, EEG, laborchemisches Screening und Röntgen. Häufig werden vom Arzt selbst keine Anfälle beobachtet. Dann muß ausschließlich auf die Angaben des Patienten zurückgegriffen werden. Die Erhebung der spezifisch-epileptisch strukturierten Anamnese setzt eine besondere Kennerschaft der zahlreichen epileptischen Manifestationsvarianten voraus, um das kritische epilepsietypische Detail für die Anfallsdiagnostik zu erfassen. Die Anamnese stellt das Fundament für die Diagnose dar. Diese muß so umfassend erhoben werden, daß hieraus eine Zuordnung des Anfallsgeschehens zu einem Anfallstypen möglich wird. Trotz aller Mühegabe des Arztes kann dies jedoch mißlingen, weil bestimmte Hindernisse den Weg zur Diagnose versperren. So erlebt zum Beispiel die ganz überwiegende Mehrzahl von Patienten ihre Anfallssymptome nicht nur oder bruchstückhaft. Einen Grund hierfür stellt die im Anfall vorhandene Bewußtseinsstörung mit Amnesie dar. Da die Patienten selbst unter Umständen nichts zur Diagnose beitragen können, kommt der Fremdanamnese hier eine entscheidende Bedeutung zu. Dies gilt vor allem für Patienten mit schwer zu diagnostizierenden Anfallserscheinungen, z. B. unklaren Dämmerzuständen oder psychogenen Anfällen. Auch zentral-vegetative Krisen sind u. U. schwer einzuordnen, wenn sie als Ausdruck einer „maskierten" epileptischen Aktivität auftreten, wie dies z. B. bei den hypothalamischen Anfällen geschehen kann. Die vegetativen Symptome hypothalamischer Anfälle wie Tachykardie, Gesichtsrötung, schüttelfrostähnlicher Tremor sowie Angstsymptome verleihen dem Geschehen zum Teil ein demonstrativ psychogenes Aussehen. Man muß aber wissen, daß solche Symptome auch als Ausdruck einer epileptischen Funktionsstörung auftreten können, um die Weichen für die weitere Diagnostik richtig zu stellen. Schwierig kann auch die Diagnose eines fokalen Anfallsgeschehens in Form einer Aura, d. h. einer abnormen Wahrnehmung, sein. Eine viszerale Aura kann mit periumbilikalen kolikartigen Beschwerden einhergehen. Bei einer Aura continua können an- und abschwellende Töne oder Geräusche über Stunden oder Tage anhalten. Für die Diagnostik ist von wesentlicher Bedeutung, daß nicht nur der große tonisch-klonische Grand mal-Anfall als Ausdruck epileptischer Aktivität vorkommt, sondern auch zahlreiche andere diskrete und nicht anfallsartig auftretende Manifestationsvarianten. Bei kurzen spike-wave-Paroxysmen im EEG, die nicht nur sporadisch, sondern in Serien gehäuft auftreten, können psychische Symptome (z. B. depressive Verstimmung, eine abnorme Reizbarkeit oder eine Pseudodemenz) auftreten. In diesen Fällen zeigt sich die epileptische Funktionsstörung nicht als zeitlich scharf abgegrenztes Anfallsgeschehen, sondern u. U. als episodisch auftretende Bewußtseins- oder Verhaltensstörung und ist daher besonders schwer zu diagnostizieren. Bei der Erhebung der Anfallsanamnese kommt es darauf an, alle vorliegenden Anfallssymptome subtil zu erfassen. Dabei müssen besonders eingehend die Initialsymptome beachtet werden, weil fo-

kale Initialsymptome Hinweise auf den Ursprungsort der epileptischen Erregung im Gehirn liefern. Solche Initialsymptome können
z. B. in fokalen Myoklonien im Bereich der Hand bestehen. Sie wei-
sen auf einen Ursprung der Erregung in der kontralateralen motorischen Präzentralregion hin. Eine akustische Wahrnehmung in Form
einer Aura spricht dagegen z. B. für Erregungen in der Temporalre-
gion. In der Klinik hat sich eine Ordnung verschiedener Anfallstypen – unter Einbeziehung ihres bevorzugten Erstmanifestationsalters – zu Anfallssyndromen bewährt. Ohne näher auf die einzelnen
Anfallssyndrome einzugehen, soll zumindest erwähnt werden, daß
altersgebundene Anfälle des Kindes – und Jugendalters, z. B. BNS-
Krämpfe oder das myoklonisch-astatische Petit mal, Absencen und
das Impulsiv-Petit mal zu unterscheiden sind. Diese Anfallssyndrome lassen sich von solchen Anfällen abgrenzen, die kein bevorzugtes
Erstmanifestationsalter aufweisen. Zu letzteren gehören die fokalen
bzw. psychomotorischen Anfälle (simpel- oder komplex-fokale Anfälle nach der internationalen Klassifikation). Neben einer genaue-
ren Beschreibung des Anfallstypes und des Erstmanifestationsalters
ist auch die Häufigkeit der Anfälle und die tageszeitliche Bindung
von Bedeutung. Hier unterscheiden wir zwischen Aufwach-, Schlaf-
und diffus über den Tag verteilten Anfällen, die hinsichtlich Ätiologie, Therapie und Prognose differieren. Anfallsauslösende Ursachen
werden erfahrungsgemäß nicht genügend erfragt. Unregelmäßige
Lebensführung mit Schlafmangel, Streß und Alkoholabusus können
ebenso Anfälle auslösen wie starke Lichtreize, z. B. beim Besuch einer Diskothek, Musik und überraschende Geräusche oder Schreck-
erlebnisse. Maß muß ganz genau nach der Situation fragen, in der
die Anfälle auftreten. An die Erhebung der Anamnese und Kata-
mnese schließen sich die anderen Bestandteile der Routinediagnostik an.
Bei der apparativen Routinediagnostik hat sich als nichtinvasive Un-
tersuchungsmethode besonders das EEG zur Erfassung epileptischer Gehirnfunktionsstörungen bewährt. In ca. 30–90% der Patienten mit Epilepsie – je nach Anfallstyp und Verlaufsform unterschiedlich häufig – gelingt im Routine-Ruhe-Wach-EEG von 20 bis
30 Minuten Dauer bereits der Nachweis epilepsietypischer Potentiale. In den Fällen, bei denen aufgrund der Anamnese der Verdacht

auf Anfälle aus dem epileptischen Formenkreis vorliegt, das Ruhe-Wach-EEG jedoch unauffällig ist, werden außerdem Aktivations-maßnahmen durchgeführt. Sie bestehen in *Schlafentzug* und nach-folgender *Schlafpolygraphie*. Mit ihrer Hilfe lassen sich epilepsiety-pische EEG-Muster in der Hälfte solcher Fälle nachweisen, deren Routine-EEG unauffällig ist. Ergeben sich anamnestisch oder mit-tels der genannten EEG-Ableitungen Hinweise für fokale oder fokal beginnende und erst sekundär generalisierende Anfälle, dann wird heute zuerst von der zerebralen Computertomographie eine Klärung der Ätiologie erwartet. Zur ätiologischen Klärung von erstmalig auf-tretenden zerebralen Anfallsleiden und ätiologisch unklaren chroni-schen Anfallserkrankungen muß die Diagnostik um eine zerebrale Computertomographie erweitert werden. Gründe, die hierfür spre-chen, bestehen darin, daß bei 5–10% der Patienten operable Gehirn-erkrankungen vorliegen (LADURNER et al. 1980). Neben Gehirntu-moren sind ätiologisch außerdem frühkindliche Hirnschädigungen, zerebrale Durchblutungsstörungen, traumatische, entzündliche oder stoffwechsel- sowie degenerativ bedingte Gehirnschädigungen aus-zuschließen. Dabei ist zu beachten, daß generalisierte Anfälle als Folge erworbener Gehirnschädigungen auftreten können. Beispiele sind die Myoklonus-Epilepsie, Störungen des Aminosäurestoff-wechsels oder Lipidosen. Durch diese Routinediagnostik lassen sich bereits die meisten Anfälle ätiologisch und typologisch hinreichend einordnen. Bei einigen Patienten läßt sich jedoch auch nach gründli-cher Durchführung der gesamten Routinediagnostik noch keine ein-deutige Zuordnung zu epileptischen oder nicht-epileptischen Anfäl-len erreichen. Gründe hierfür bestehen unter anderem in der Tatsache, daß man bei der Routinediagnostik nur selten einen EEG-Befund während eines Anfalles zur Verfügung hat.

Intensive-Monitoring

In der relativ kurzen Ableitedauer von ungefähr 20 Minuten treten nur selten Anfälle auf. Das EEG im Zeitraum zwischen den Anfällen kann unauffällig sein, so daß es diagnostisch nicht immer wegwei-sende Befunde liefert. Selbst bei wiederholter Ableitung trifft man bei etwa 20% der Patienten mit Epilepsie einen unauffälligen EEG-Befund während der Routine-EEG-Ableitung an. Für schwer zu diagnostizierende Anfälle wurde daher in den letzten Jahren eine neue diagnostische Funktionsebene entwickelt: das Intensive-Monitoring. Dieses Intensive-Monitoring wird zum einen in Form der *Video-Simultandoppelbildaufzeichnung* (PENIN 1968; PENIN u. KÖHLER 1970) – abgekürzt SDA – durchgeführt, wobei Patientenverhalten (rechte Bildschirmhälfte) und EEG (linke Bildschirmhälfte) synchron auf einen Fernsehschirm aufgezeichnet werden. Zum anderen werden *mobile Langzeit-EEG-Ableitungen* – abgekürzt MLE genannt – über 24 Stunden oder mehrere Tage durchgeführt (STEFAN u. BURR 1982). Da die SDA eine gleichzeitige Analyse des Patientenverhaltens und seines EEG's im Anfall erlaubt, liefert diese Methode dem Arzt ein Maximum an Informationen über das Anfallsgeschehen und die iktalen Veränderungen der Biosignale (STEFAN u. PENIN 1978). Hiermit lassen sich epileptische Anfälle wie z.B. temporale Ohnmachten von Synkopen oder hysterischen Anfällen besser differenzieren als zuvor. Gleiches gilt auch für Anfallsfragmente, Pseudowillkür- oder Pseudospontanbewegungen (STEFAN 1980, 1981). Aber auch trotz des Einsatzes der SDA bleiben einige Fälle diagnostisch ungelöst. Hierunter befinden sich vor allem Patienten mit niedriger Anfallsfrequenz, die selbst während einer 6stündigen Simultandoppelbildaufzeichnung keinen Anfall bekommen. Für diese Patienten können Schlaf-SDA oder andere Langzeit-EEG-Ableitungen diagnostisch wertvoll sein. In den letzten Jahren hat sich die Möglichkeit zur Langzeit-EEG-Ableitung über 24 Stunden oder mehrere Tage technisch realisieren lassen. Mit Hilfe eines bequem tragbaren kleinen Aufzeichnungsgerätes können die Untersuchungen am freibeweglichen Patienten, ja sogar zu Hause oder in der Schule, erfolgen. Da die Patienten bei diesem Vorgehen nicht mehr an den Untersuchungsstuhl des EEG-Labors gebunden sind, sondern ihr Labor bei sich tragen, spricht man von mobiler Langzeit-EEG-Ableitung (MLE). Ein wesentlicher Vorteil gegenüber der Routine-EEG-Ableitung besteht in der Möglichkeit zur kontinuierlichen Registrierung der EEG-Aktivität über lange Zeiträume, wodurch auch kurzdauernde seltene und sogar nächtlich auftretende EEG-Paroxysmen erfaßt werden und auch quantifizierende Verlaufsbeobachtungen erleichtert werden. An Fallbeispielen aus der Praxis soll die Notwendigkeit einer sorgfältigen Diagnostik vor Einleitung der Behandlung mit Antiepileptika veranschaulicht und die Verbesserung von Diagnostik und Therapie mit Hilfe des Intensive-Monitoring (Fall 2–6) dargestellt werden.

Kasuistik

Fall 1

Anamnese:
Seit Wochen diffuser Kopfschmerz, vereinzelt Zucken im Bereich der Extremitäten. Stationäre Aufnahme wegen Verdachts auf Petit mal-Status mit generalisierten Myoklonien.

Befunde:
Dysdiadochokinese, Intentionstremor, Myoklonien; psychisch: verlangsamt, zeitlich nicht ausreichend orientiert; EEG: leichte Allgemeinveränderung, massenweise generalisierte spikes, singulär und in Serien, vermischt mit Muskelpotentialen.

SDA-Anfallsanalyse: Generalisierte, irreguläre Gesichts-Extremitätenmyoklonien (bilateral-synchron und asynchron), überwiegend perioral und in den Beugemuskeln der Arme. Zunahme bei Intention und Vorhalten der Arme, Asterixis; bei Anruf vorübergehende Blockierung der Myoklonien; EMG (Abb. 1) Postmyoklonische Atonie; keine Absencen, kein genuin-epileptisches Impulsiv-Petit mal → Labor: Kreatinin 14 mg%.

Diagnose:
Generalisierte Myoklonien und Aktionsmyoklonus sowie Asterixis bei Urämie; Therapie: Dialyse. Nach Dialyse war die Patientin symptomfrei ohne Antiepileptika.

Fall 2

Anamnese:
Seit 1 Jahr vorwiegend nächtliche Grand mal und Anfälle mit Verkrampfung sowie stechend-brennend empfundenen Schmerzen im

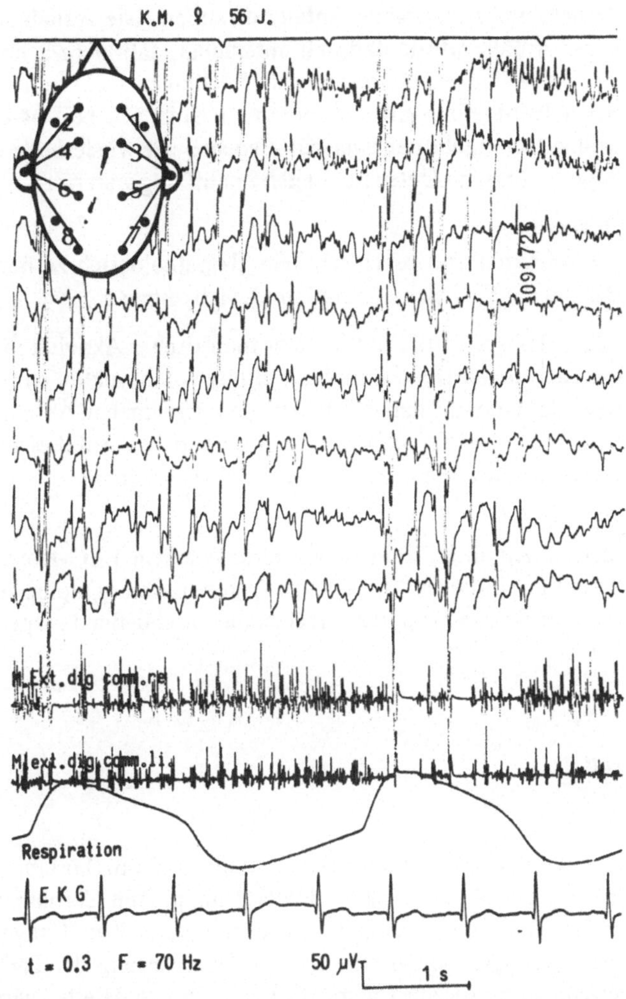

Abb. 1. EEG und EMG Potentiale bei einer Patientin mit generalisierten Myoklonien im Verlauf einer Urämie. Bei Aktion treten vermehrt Myoklonien im M. extensor digitorum communis auf. Sie werden von einer postmyoklonischen Atonie gefolgt

Bereich der linken Hand. Differentialdiagnostisch wurden fokale Anfälle und psychogene Anfälle diskutiert. Die Annahme psychogener Anfälle wurde dadurch unterstützt, daß mehrfache Routine-EEG-Ableitungen in verschiedenen Kliniken – ein initial beschriebener Herdbefund präzentrotemporal links war bei späteren Kontrollen nicht mehr nachweisbar – ebenso wie wiederholte CT – und angiographische Untersuchungen unauffällig waren.

Befunde:
Neurologisch und psychisch kein als pathologisch zu bewertender Befund. EEG: Leichte gruppierte Dysrhythmie.

SDA: Fokaler Anfall mit initialer motorischer Aktivität in den Fingern der linken Hand und Ausbreitung von Myoklonien – nach Art eines Jacksonian march – bis zu den proximalen Abschnitten des Armes. Das EEG (Abb. 2) zeigt während des Anfalles initial eine Desynchronisation – jedoch keine Spitzenpotentiale.

Diagnose:
Jackson-Anfall bei fehlendem paroxysmalem EEG-Korrelat. Eine daraufhin durchgeführte erneute Computertomographie zeigte jetzt einen Tumor zentroparietal rechts, die anschließende Operation ein Gliom.

Fall 3

Anamnese:
Seit 9 Jahren psychomotorische Anfälle (1–2 pro Tag) mit Umdämmerung und Automatismen. Unter Therapie mit Carbamazepin zunächst Rückgang der Zahl der Dämmerattacken. Einige Monate später erfolgte jedoch eine erneute Überweisung der Patientin, da jetzt gehäufte Anfälle (bis zu 10/Tag) auftraten. Hierbei wird der Patientin vor den Augen schwarz. Außerdem verliert sie die Orientierung. Zusätzlich bestehen Übelkeit und Kribbeln am Körper. Während der Anfälle läuft die Patientin nach Angaben der Eltern schreiend umher und ruft: „Haltet mich fest!" Daher erfolgte die Überweisung zur Differenzierung von hysterischen Anfällen.

122

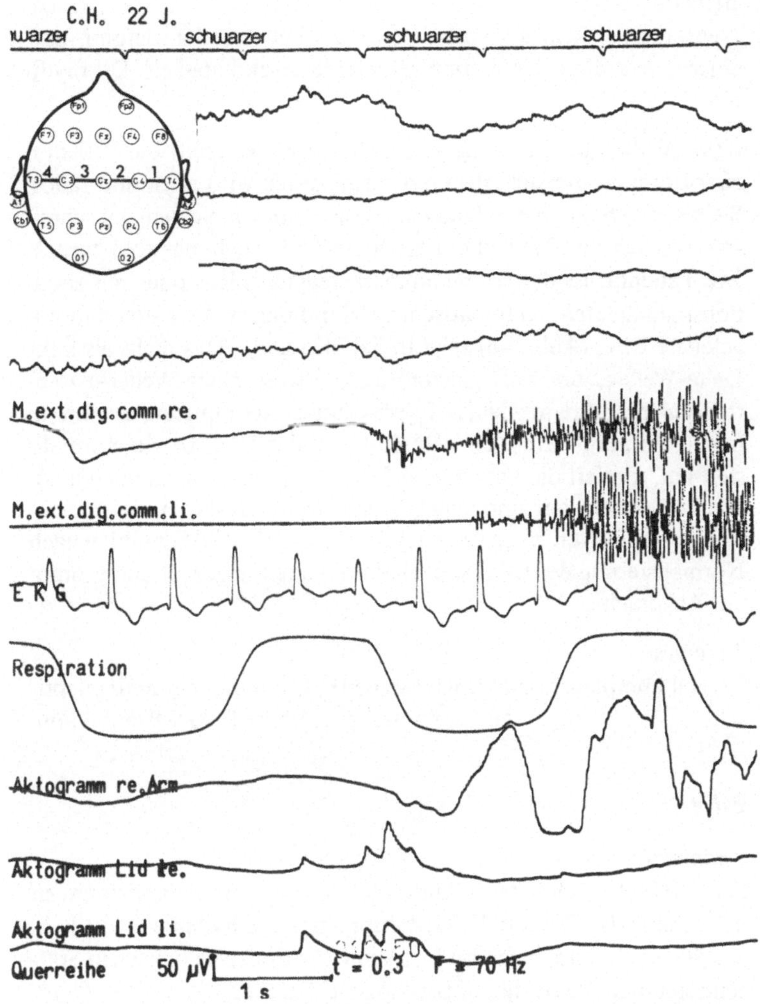

Abb. 2. Polygraphische Ableitung eines Jackson-Anfalles. Spitzenpotentiale treten während der motorischen Erscheinungen in den EEG-Ableitungen nicht auf

Befunde:
Neurologisch kein als pathologisch zu bewertender Befund, psychisch: retardiert. EEG: unregelmäßige Grundtätigkeit, Dysrhythmie.

SDA: Während eines aufgezeichneten Anfalles greift die Patientin zuerst tastend um sich, ihr Gesichtsausdruck wird ernst und ratlos. Sie tastet sich durch den Untersuchungsraum vor. Schließlich schreit sie ängstlich und kehrt dann zu ihrem Untersuchungsstuhl zurück. Die Patientin ist dabei umdämmert, reagiert nicht oder mit situationsinadäquaten „automatischen" Handlungen. Das simultan abgeleitete EEG (Abb. 3–6) zeigt initial okzipital rechts mehr als links Delta-Wellen, die sich generalisieren, dann Theta-Wellen-Parenrhythmien und paroxysmale Dysrhythmien mit punctum maximum fronto-temporal beidseits. Während sich das EEG bereits normalisiert hat, reagiert die Patientin auf ein akustisches Signal noch inadäquat. Sie steht auf und rückt Tücher in der Nähe ihres Untersuchungsstuhles von einer Seite auf die andere. Erst 30 Sekunden nach Normalisierung des EEG's reagiert die Patientin gezielt und prompt auf Ansprache.

Diagnose:
Partiell komplexer Anfall. Konsequenz: Erhöhung der antiepileptischen Fokustherapie mit Carbamazepin; Verlauf: Anfallsreduktion.

Fall 4

Anamnese:
Seit 2 Jahren nächtliche unklare motorische Unruheerscheinungen mit Strampeln. Routine-EEG: Gruppierte Dysrhythmie, sonst kein auffälliger Befund, insbesondere keine für Epilepsie typischen Spitzenpotentiale, Verdacht auf psychogene Anfälle.

Befunde:
Neurologisch und psychisch kein als pathologisch zu bewertender Befund.

Schlaf-SDA: Aus dem Schlaf heraus Anfall mit initialer tonischer Kontraktion: Streckung des linken Armes, Kopfwendung nach

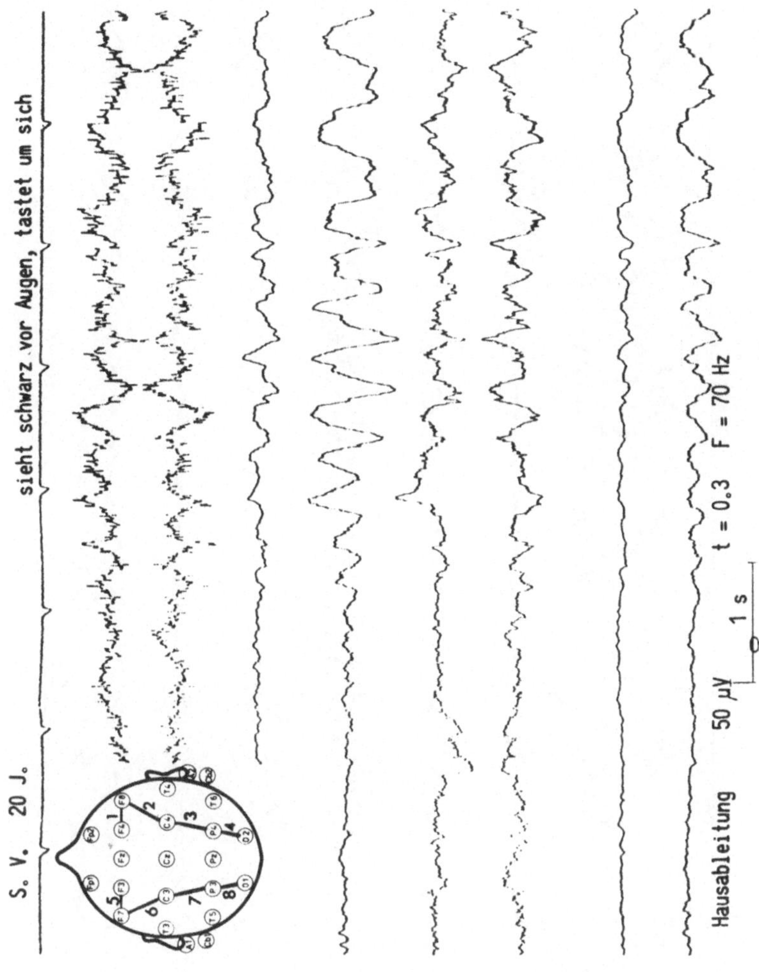

Abb. 3. Telemetrische EEG-Ableitung während eines epileptischen psychomotorischen Erregungszustandes. Initial zeigen sich okzipital (rechts stärker als links) ausgeprägte Delta-Wellen-Rhythmen; später treten während des komplex-fokalen Anfalles wechselnd stark ausgeprägte EEG-Veränderungen (Allgemeinveränderungen, Parenrhythmien, Dysrhythmien) auf

125

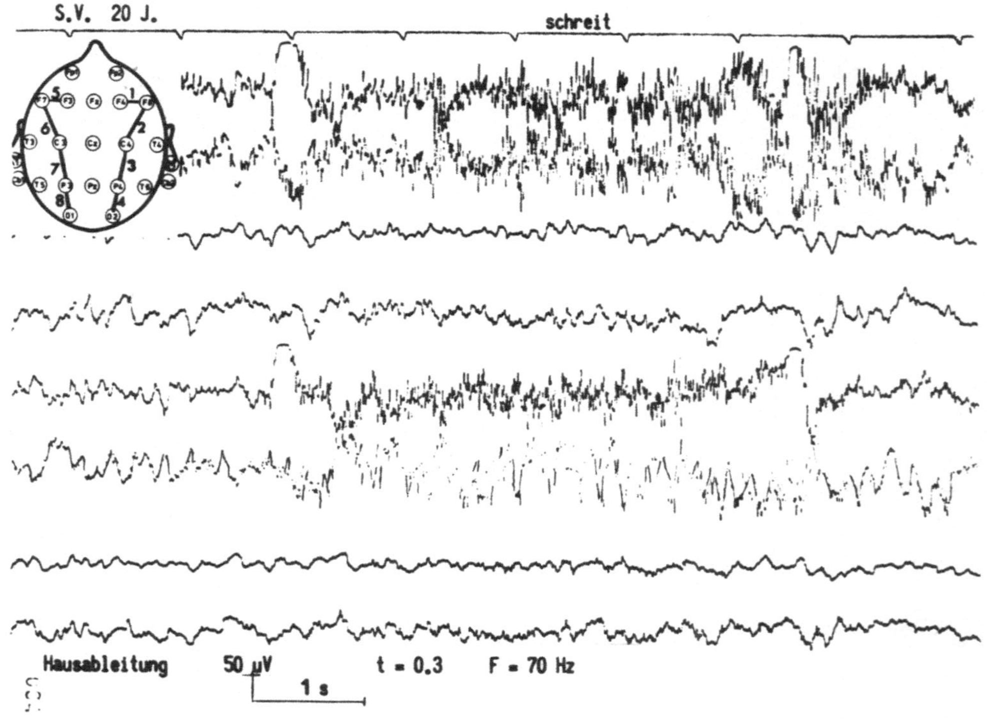

Abb. 4

126

S. V. 20 J.
Geht zum Untersuchungsstuhl zurück
5
6
7
8
1
2
3
4
Hausableitung
50 µV
1 s
t = 0.3   F = 70 Hz

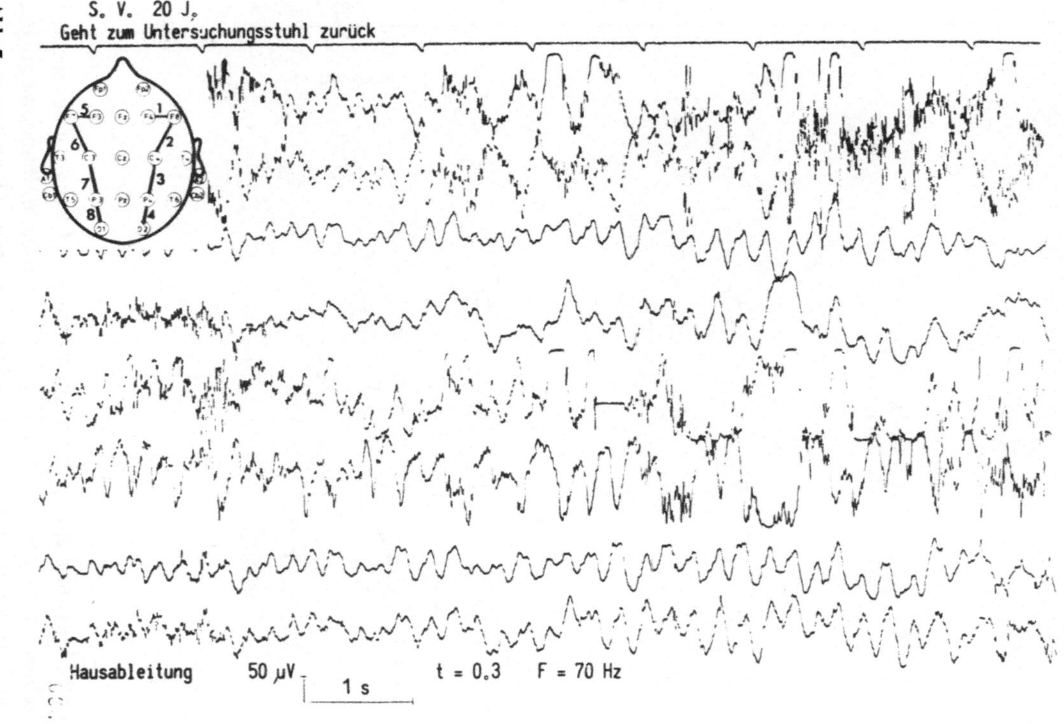

Abb. 5

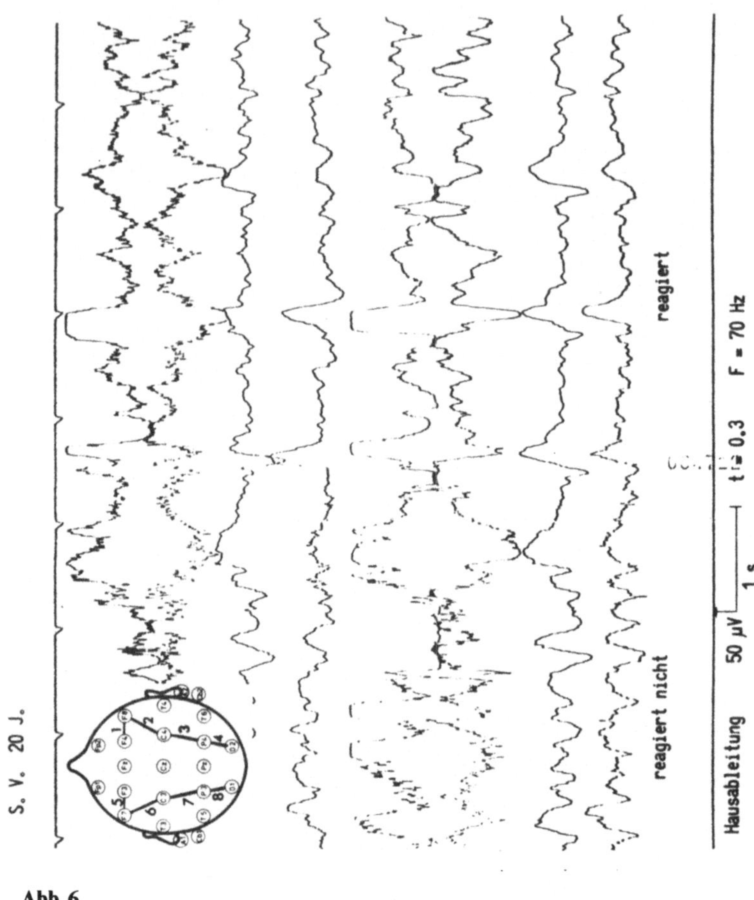

Abb. 6

links, Flexionsstellung des rechten Armes und Beugung des rechten
Beines im Knie- sowie Hüftgelenk; kreisende Beinbewegungen
(Außenrotation und Ab- bzw. Adduktion), dann Übergang in Fech-
terstellung (zunächst tonisch, dann mit leichten Kloni), schließlich
Aufwachen. EEG: Zu Beginn frontal beidseits Auftreten irregulärer
Delta-Wellen, dann Muskelartefakte und später Spitzenaktivität.

128

Diagnose:
Tonisch-klonischer Anfall im Schlaf mit komplexen „automatischen" Bewegungsschablonen der Krampfmotorik (partiell-elementarer Anfall mit Übergang in partiell-komplexen Anfall. Therapie: Carbamazepin, danach Anfallsfreiheit.

Fall 5

Anamnese:
In der Kindheit Behandlung mit Antiepileptika wegen LENNOX-GASTAUT-Syndrom, nach jahrelanger Anfallsfreiheit Absetzen der medikamentösen Therapie. Wegen unklarer Unruhezustände im Schlaf mit Zittern, Erwachen und Angstgefühlen erfolgten ambulante neurologische rountinediagnostische Untersuchungen, die einschließlich wiederholter EEG-Ableitungen unauffällige Befunde lieferten. Schließlich wurden mobile Langzeit-EEG-Ableitungen durchgeführt.
MLE-Analyse: Nachweis nächtlicher epilepsietypischer Spitzenaktivität, die der Routinediagnostik verborgen blieb.

Diagnose:
Epileptische Anfälle im Schlaf (durch Anfallsbeobachtungen später als vorwiegend leichte tonische Anfälle phänomenologisch gekennzeichnet); Therapie: Carbamazepin und Valproinsäure, danach Anfallsfreiheit.

Fall 6

Anamnese:
Seit dem 10. Lebensjahr „psychomotorische" Anfälle mit Gesichtsverkrampfung, oralen Automatismen, trübem Blick. Seit dem 14. Lebensjahr Grand mal-Anfälle (2–3 pro Jahr) mit Kopfwendung nach rechts. Außerdem Konzentrationsstörungen, schlechte schulische Leistungen.

Befunde:
Allgemein körperlich, neurologisch und psychisch zeigt sich bis auf
konzentrative Störungen und eine Bewegungsunruhe kein als pathologisch zu bezeichnender Befund. EEG: Photokonvulsive Reaktion
mit einzelnen spike-wave-Komplexen um 3–5/s für ca. 1 Sekunde
Dauer.

Verdachtsdiagnose und Verlauf:
Unter der Verdachtsdiagnose psychomotorische- und Grand mal-
Epilepsie erfolgte zunächst ein Therapieversuch mit Carbamazepin
(4×1) und Phenytoin (4×1). Da sowohl bei Mono- als auch Kombi-
nationstherapie der genannten Antiepileptika keine Besserung der
Anfallshäufigkeit auftrat, wurde der Patient zum Intensive-Monito-
ring in die Klinik überwiesen.
MLE: Häufiges Auftreten spontaner, zum Teil nach rechts laterali-
sierter spike-wave-Paroxysmen mit einer Dauer bis zu 13 Sekunden
(Abb. 7).

Diagnose:
Motorisch produktive Absencen und Grand mal-Anfälle; Therapie:
Austausch von Phenytoin mit Natrium-Valproat. Unter dieser Therapie Anfallsfreiheit, bessere Leistungen in der Schule, keine Konzentrationsstörungen mehr, psychomotorisch ruhiger. Nach erfolgter
antiepileptischer Einstellung zeigte die Langzeit-EEG-Kontrolle keine epilepsietypischen Paroxysmen mehr (Abb. 8).

Diskussion

Die dargestellten Fälle aus der Praxis zeigen, daß sowohl die differentialdiagnostische Abgrenzung von nicht-epileptischen und epileptischen Anfällen als auch die exakte Beschreibung der Anfallssymptome durch den Einsatz des Intensive-Monitorings verbessert
werden. Der Informationsgewinn von Simultandoppelbildaufzeich-
nungen ist vor allem in der Möglichkeit zu einwandfreien und wiederholt vergleichenden Betrachtungen von Anfallsverhalten des Patienten und seinen polygraphischen Biosignalen zu sehen (Fall 1).
Die Simultandoppelbildaufzeichnung ermöglicht auch bei Fehlen

Universitäts-Nervenklinik und Poliklinik

Direktor: Prof. Dr. H. Penin

Epileptologie

5300 Bonn 1,
Sigmund-Freud-Str. 25

Name: P.H.

Geburtsdatum: 16 J.

Klin. Diagnose: psychomotorische Anfälle

Lfd.-Nr.:

Station :   **Ambulant**:

LANGZEIT-EEG

Die EEG Ableitung erfolgte nach Programm (T_4-C_4.T_3-C_3.P_z-O_2) und/oder

Ableitezeit von 8^{45} Uhr, am 14.4.8 bis 8^{45} Uhr, am 15.4.8

Während der Ableitung wurden S-W-Paroxysmen registriert.

Gesamtzahl 110	Dauer von 1 bis	13
Gesamtdauer 544	mittlere Dauer	4,95
Gesamtdauer 466 von 6-22 Uhr	Gesamtdauer von 22-6 Uhr	56

Beurteilung: Die Ableitung weist häufige und z.T. lange S-W-Paroxysmen auf. Langdauernde S-W-Paroxysmen können mit oralen und nicht-oralen Automatismen einhergehen. Die klin. Verdachtsdiagnose psychomot Anfälle ist zu überprüfen. Das Langzeit-E E G spricht für ein S-W-Absence-Epilepsie. Medikamentöse Einstellung auf Natrium-Valproinat ist zu empfehlen.

Dr. Stefan

Abb. 7. Langzeit-EEG-Befund für die Praxis

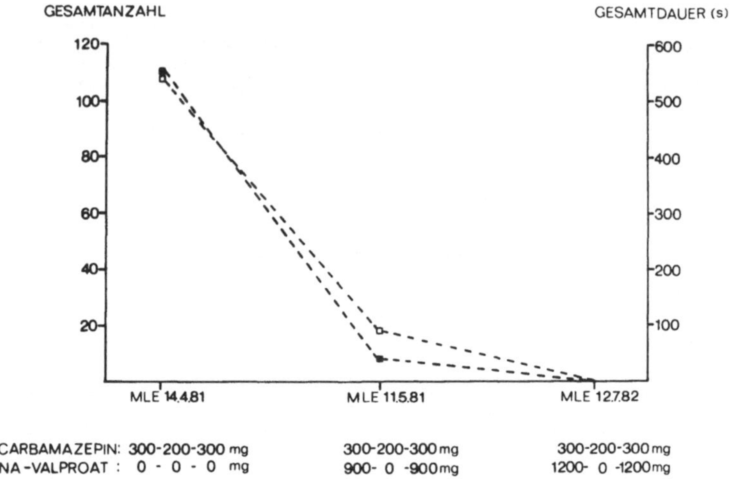

Abb. 8. Dosierung von Natrium-Valproat und spike-wave-Aktivität bei einem Patienten mit motorisch produktiven Absencen

epilepsietypischer Oberflächen-EEG-Veränderungen während eines schwer zu diagnostizierenden Anfalles wichtige diagnostische Hinweise (Fall 2) durch die Analyse des Patientenverhaltens zu erlangen. Hierdurch können Fehldiagnosen gegenüber hysterischen und anderen nicht-epileptischen Anfällen verringert werden (Fall 2–4). Schwierig zu diagnostizieren sind besonders seltene und kurze Anfälle mit diskreten Anfallssymptomen, die leicht übersehen werden oder zwar gesehen werden, aber als Tic- oder Willkürbewegungen fehlinterpretiert werden. Es handelt sich um Anfälle mit Pseudospontanbewegungen. Die Simultananalyse von Patientenverhalten und Polygraphie hat gezeigt, daß viel häufiger „maskierte" kleinere Anfälle vorkommen als die Routinediagnostik annehmen läßt. Die Erkennung von Pseudospontan-, d.h. Pseudowillkürbewegungen ist deshalb schwer, weil sie oft wie spontane Verlegenheitsbewegungen wirken. Sie können mit simultan-paroxysmalen EEG-Veränderungen einhergehen. EEG-Veränderungen können jedoch auch fehlen. Dann kann die Diagnose nur durch die Kenntnis und den Nachweis der charakteristischen Bewegungsschablonen der Krampfmotorik mit Hilfe der Videoanalyse gestellt werden. Subklinische Anfallserscheinungen, Anfallsfragment und „maskierte" epileptische Anfallsaktivitäten werden auf diese Weise der diagnostischen Erfassung besser zugänglich gemacht als dies mit Hilfe des Routinevorgehens möglich ist. Telemetrische Ableitungen am freibeweglichen Patienten erlauben Untersuchungen während motorischer Unruhezustände, Schlaf-SDA und 24-Stunden-Langzeit-Ableitungen die Erfassung nächtlicher epileptischer Aktivität, die der Routinediagnostik verborgen bleiben (Fall 4 + 5). Das Intensive-Monitoring liefert demnach dem Arzt neue Hilfsmittel für die Diagnostik schwieriger Fälle. Da der Einsatz aufwendig ist, sollte es jedoch erst dann erfolgen, wenn die klinische Routinediagnostik (Anamnese, neurologisch-psychiatrischer Befund, Röntgen, Labor) und Routine-EEG (einschließlich Schlaf-EEG) systematisch ohne Erfolg ausgeschöpft wurde. Je konsequenter dies geschieht, desto seltener wird der Einsatz notwendig. Keinesfalls kann das Intensive-Monitoring die gründliche klinische Anamnese oder Befunderhebung ersetzen. Umgekehrt gibt es auch Fälle, die trotz Verwendung des Intensive-Monitoring ungeklärt bleiben. Oft können die Untersuchungen jedoch das klinisch gewonnene Bild von der Diagnose durch wertvolle neue Mosaiksteine ergänzen. Darüberhinaus schärft die Beobachtung Video-aufgezeichneter Anfälle ihrerseits den diagnostischen Blick des Arztes dadurch, daß er Manifestationsvarianten epileptischer Anfälle und ihres EEG-Korrelates kennenlernt und klarer erfaßt. Die Unterscheidung von Patienten mit echter und scheinbarer Therapieresistenz (STEFAN 1980) wird ebenfalls verbessert und eine solidere Basis für eine gezielte antiepileptische Therapie geschaffen. Neben der Differentialdiagnose zu nicht-epileptischen Anfällen und dem Nachweis epileptischer Aktivität kommt der *Quantifizierung epileptischer Paroxysmen* im Langzeit-EEG in zunehmendem Maße eine Bedeutung für die Therapieüberwachung zu. Fall 6 belegt die Bedeutung einer exakten typologischen Anfallszuordnung im Hinblick auf die Auswahl des geeigneten Antiepileptikums. Die Therapie besteht hier in der Verabreichung eines besonders gegen Absencen wirksamen Antiepileptikums. „Motorisch produktive" Absencen können sowohl mit okulären Symptomen als auch oralen und nicht-oralen automatischen Bewegungsschablonen während der spike-wave-Paroxysmen einhergehen. Hierbei handelt es sich in der Regel um langanhaltende Absencen, die durch ihr EEG-Korrelat (spike-wave-Paroxysmus) von „psychomotorischen" Anfällen zu differenzieren sind. Das Kern-Schalen-Modell generalisierter Anfälle (STEFAN 1982) erklärt, daß bei längerdauernden spike-wave-Paroxysmen neben der Bewußtseinspause auch motorische Erscheinungen im Gesicht, einschließlich oraler und nicht-oraler „Automatismen", auftreten können, d.h. Symptome, die wir sonst bei „psychomotorischen" Anfällen sehen. Absencen mit unscharfem Beginn und langer Dauer können ohne initiale rhythmische okuläre Symptome mit Wendebewegungen des Kopfes, oralen und nicht-oralen Automatismen einhergehen. Sie können als sogenannte „Rand-Absencen" (STEFAN 1982) phänomenologisch „psychomotorischen" Anfällen nahe stehen. Der EEG-Befund – zumeist in Form irregulärer spike-wave oder poly-spike-wave-Paroxysmen – demaskiert sie als „pseudo-psychomotorische" Anfälle vom Absencetyp. Mit Hilfe der verfeinerten Merkmalserfassung des Intensive-Monitorings können Absencen mit „Automatismen" und spike-wave-Paroxysmen von „psychomotorischen" Anfällen differenziert werden. Fall 6 zeigt einen solchen Patienten, bei dem eine scheinbare Therapieresistenz – infolge inadäquater Therapie mit Phenytoin – unter der Gabe von Valproinsäure behoben werden konnte.

Bei generalisierten Epilepsien mit spike-wave-Paroxysmen ermöglichen Langzeit-EEG-Ableitungen wertvolle Anhaltspunkte für die Therapiesteuerung. Die Möglichkeit zur quantifizierenden Therapieüberwachung mit Hilfe des Langzeit-EEG's erleichtert eine Feinabstufung der Dosierung der Antiepileptika. Ein wichtiger Ansatz für die Zukunft besteht in dem Versuch, bestimmte Antiepileptika möglichst einfach und niedrig dosiert zu verabreichen, wie am Beispiel einer abendlichen Einmalgabe von Natrium-Valproat (STEFAN et al. 1982) modellhaft dargestellt wurde.

Literatur

1. LADURNER G, SAGER WD, DUISK R, LECHNER H (1979) Die Bedeutung der Computertomographie in der Diagnose der Epilepsien. Fortschr Neurol Psychiat 47: 264–268
2. PENIN H (1968) Neuartige Diagnostik und Forschungsanlagen in der Universitäts-Nervenklinik Bonn. Acta medico-technica 16: 76–78
3. PENIN H, KÖHLER GK (1970) Audio-visuelle Methoden in der Neurologie und Psychiatrie. Fortschr Med 88: 951–952
4. STEFAN H, PENIN H (1979) Methoden der verfeinerten Merkmalserfassung bei Anfallspatienten. In: DOOSE H, GROSS-SELBECK G (Hrsg) Epilepsie: 180–187. Thieme, Stuttgart
5. STEFAN H (1980) Moderne Methoden der Anfallsdiagnostik und Therapieüberwachung. Dtsch Ärztebl 77: 623–629
6. STEFAN H (1981) Pseudospontanbewegungen bei Patienten mit Petit mal-Anfällen. Arch Psychiatr Nervenkr 229: 277–290
7. STEFAN H (1982) Mobile Long-term-EEG Monitoring. STEFAN H, BURR W (eds) Proceedings of the MLE-Symposium Bonn. Fischer, Stuttgart New York
8. STEFAN H, BURR W (1982) Mobile 24-Stunden-EEG-Ableitungen: Ihre Bedeutung in einer Epilepsie-Klinik. Das EEG-Labor 4, Heft 2: 54–69
9. STEFAN H, HOFFMANN F, FICHSEL H, BURR W, JUNGK A, BÜLAU P, FRÖSCHER W, PENIN H (1982) Abendliche Einmalgabe von Natrium-Valproat. Vortrag vor der Deutschen Sektion der internationalen Liga gegen Epilepsie. Mannheim

Pharmakologie und Toxikologie von Antikonvulsiva

C.-J. ESTLER

Unser Wissen über den Wirkungsmechanismus der Antikonvulsiva ist trotz aller in den letzten Jahren gemachten Fortschritte immer noch recht lückenhaft, und es ist bisher nicht gelungen, den Wirkungsmechanismus der Antikonvulsiva so mit den bei Epileptikern erhobenen pathophysiologischen Befunden zu korrelieren, daß man daraus eine rationale Begründung für die Bevorzugung bestimmter Antikonvulsiva für die Behandlung der einzelnen Anfallsformen ableiten könnte. In der Praxis beruht auch heute noch die Auswahl der Antikonvulsiva für die Behandlung bestimmter Anfallsformen auf der Empirie des Therapeuten (AVERY 1976; EADY u. TYRER 1980; GOODMAN u. GILMAN 1980; KUTT u. LOUIS 1972; MELMON u. MORELLI 1978). Hier soll der Schwerpunkt auf die Pharmakokinetik und die Nebenwirkungen der Antikonvulsiva gelegt werden und versucht werden aufzuzeigen, welche Folgerungen sich daraus für den praktischen Einsatz der Antikonvulsiva ergeben. Auf theoretische Aspekte wie den Wirkungsmechanismus wird verzichtet, über die Auswahl der Antikonvulsiva bei der Therapie wird andernorts berichtet (s. S. 143).

Unsere Kenntnisse auf dem Gebiet der Pharmakokinetik sind in den letzten Jahren durch die Entwicklung spezifischer Nachweismethoden für die meisten Antikonvulsiva beträchtlich erweitert worden. So kennen wir jetzt für die gängigen Antikonvulsiva die therapeutischen *Blutspiegel* sowie die *Schwellenkonzentrationen* für therapeutische und toxische Effekte (Tabelle 1) (AVERY 1976; EADY u. TYRER 1980; SCHMIDT 1982). Diese Blutspiegeluntersuchungen bestätigen die alte Erfahrung, daß fast alle Antikonvulsiva nur eine sehr geringe therapeutische Breite besitzen. Beim Überschreiten der oberen Grenzkonzentrationen ist bei der Mehrzahl der Behandelten mit den stofftypischen *Nebenwirkungen* bzw. *Intoxikationserscheinungen* zu rechnen. Die Nebenwirkungen zeigen teils eine deutliche Dosisabhängigkeit, teils treten sie unabhängig von der verabreichten Dosis auf (AVERY 1976; EADY u. TYRER 1980; GOODMAN u. GILMAN 1980; MELMON u. MORELLI 1978; SCHMIDT 1982).

Dosisunabhängig sind die diversen Manifestationen der durch Antikonvulsiva verursachten Allergie wie Exantheme, Störungen der Hämatopoese und der gelegentlich auftretende Lupus erythematodes. Dosisabhängig sind bei Phenobarbital, Primidon und Phenytoin die gastrointestinale Unverträglichkeit, die Symptome einer zentralen Beeinträchtigung mit Müdigkeit, motorischen Koordinationsstörungen mit Ataxie und Nystagmus, sowie die Störungen im Folsäure- und Vitamin D-Stoffwechsel, die zu Megaloblastenanämie bzw. Hypokalzämie und Osteomalazie führen können. Bei Phenytoin kommen die vor allem bei Jugendlichen mit einer Häufigkeit bis zu 20% auftretende Gingivahyperplasie, eine Hypertrichose sowie endokrine (Hyperglykämie, Hemmung der ADH-Freisetzung) und neurologische Störungen (periphere Neuropathie) hinzu, bei Carbamazepin die Kardiotoxizität, die gelegentlich zu einer Linksherzinsuffizienz führt. Ethosuximid verursacht an dosisabhängigen Effekten gastrointestinale Beschwerden, Singultus, Sedierung oder psychotische Unruhe mit Konzentrations- und Schlafstörungen und Parkinsonismus. Valproinsäure kann zu Haarausfall, Gerinnungsstörungen und

Tabelle 1. Klinisch-pharmakologische Daten wichtiger Antikonvulsiva

Pharmakon	übliche Tagesdosis		minimale mittlere therap. Plasma-Konz.		toxische Plasma-Konz.
	(mg/kg)		(μg/ml)	(μg/ml)	(μg/ml)
Phenobarbital	2	– 3	20	28	> 50
Primidon	10	–15	5	11	> 20
Phenytoin	5	– 6	10	10	> 20
Ethosuximid	15	–20	40	50	>100
Carbamazepin	15	–20	4	6	> 8
Valproinsäure	15	–20	40	60	>120
Clonazepam	0,02–	0,2	0,02	–	?
Diazepam	0,1 –	1,0	0,15	–	?

in seltenen Fällen zu einem gefährlichen akuten Leberversagen führen. Die Benzodiazepine wirken muskelrelaxierend und sedierend, sind aber sonst relativ nebenwirkungsarm. Besonders bei Kindern kann Clonazepam eine unangenehme Hypersekretion der Speichel- und Bronchialdrüsen verursachen.

Treten die dosisabhängigen Nebenwirkungen auf, dann handelt es sich meist um eine beginnende Intoxikation, und man kann versuchen, durch vorübergehendes Absetzen und nachfolgende Dosisreduktion wieder in den subtoxischen Bereich zu kommen. Bei dosisunabhängigen Effekten, aber auch bei der Gingivahyperplasie, dem Herz- und Leberversagen, ist nur der Übergang auf ein Medikament aus einer anderen Stoffgruppe sinnvoll.

Besondere Probleme kann der Einsatz von Antikonvulsiva in der *Schwangerschaft* bereiten, da nicht ausgeschlossen ist, daß einzelne Antikonvulsiva teratogen wirken. Kindliche Fehlbildungen treten bei Epileptikerinnen zwei- bis dreimal häufiger auf als bei gesunden Frauen.

In erster Linie sind es Kiefer-Gaumen-Spalten, Mißbildungen am Herzen (z.B. Septumdefekte) und an den Endgliedern von Fingern und Zehen. Es ist jedoch noch für kein Antikonvulsivum ein ursächlicher Zusammenhang mit der Auslösung der Mißbildungen eindeutig gesichert worden. Deshalb gilt es allgemein als nicht gerechtfertigt, in der Gravidität Antikonvulsiva abzusetzen oder einen *Schwangerschaftsabbruch* zu befürworten (KOCH et al. 1983; NAU et al. 1982; SCHMIDT 1982; SPEIDEL u. MEADOW 1974). Es ist auch zur Zeit nicht möglich, für einzelne Antikonvulsiva besondere Empfehlungen auszusprechen. Vermeiden sollte man jedoch Valproinsäure in der Frühschwangerschaft, da sie beim Föten hohe Plasmakonzentrationen erreicht und der dringende Verdacht besteht, daß sie beim Kind eine Spina bifida verursachen kann (Arzneimittelkommission 1983). Generell sollten Schwangere mit der niedrigst möglichen Dosis behandelt werden, wobei Blutspiegelbestimmungen zur Kontrolle notwendig werden können, da u.U. die Plasmaspiegel in der Schwangerschaft absinken (SCHMIDT 1982). Als Ursache hierfür wird eine verminderte Plasmaproteinbindung und eine Veränderung des Verteilungsvolumens angesehen. Da der Verdacht geäußert wurde, daß die Mißbildungen mit dem durch manche Antikonvulsiva

138

verursachtem Mangel an Folsäure und D-Vitaminen zusammenhängen könnten, ist es sicher zweckmäßig, bei Schwangeren für eine ausreichende Zufuhr von Folsäure, Kalzium und Vitamin D zu sorgen (HABERMANN u. LÖFFLER 1979). Bei Kindern von Epileptikerinnen, die während der Gravidität laufend mit Phenobarbital behandelt wurden, wurden postnatal Entzugserscheinungen mit Hyperexzitabilität festgestellt (KOCH et al. 1983).

Die Antikonvulsiva gehen zwar in die Muttermilch über, erreichen aber mit Ausnahme von Ethosuximid in der Regel keine sehr hohen Konzentrationen (Tabelle 3), so daß die Blutspiegel beim Säugling relativ niedrig bleiben. Die Kinder können zwar Zeichen einer zentralen Dämpfung, z. B. Trinkschwierigkeiten, zeigen, doch scheinen keine schwereren Nebenwirkungen vorzukommen, so daß das Stillen im allgemeinen als ungefährlich angesehen wird. Vorsicht ist u. U. bei Phenobarbital- und Ethosuximidbehandlung geboten, wobei ggf. Blutspiegelbestimmungen beim Säugling indiziert sein können (EADY u. TYRER 1980; NAU et al. 1982; ROSENBLOOM u. UPTON 1983).

Auch bei Nichtschwangeren macht die relativ große Häufigkeit von Nebenwirkungen die optimale Dosierung der Antikonvulsiva u. U. schwierig. Die in Tabelle 1 angegebenen Dosen können nur Anhalts-

Tabelle 2. Pharmakokinetik von Antikonvulsiva

Pharmakon	Resorption (%)	Proteinbindung (%)	HWZ (h)	Elimination Renal	hepatisch (%)
Carbamazepin	~ 70	~80	30– 50	< 1	> 95 (A.M.)
C.-epoxid		~50	~20		> 95 (A.M.)
Clonazepam	~100	~80	20– 50	< 1	> 95
Diazepam	~100	~99	30	< 1	> 95 (A.M.)
Ethosuximid		0	33– 60	10–20	80–90
Phenytoin	~100	~90	20– 30 (– 60)*	~ 2	> 95
Phenobarbital	> 80	~50	60–120	~20	80 (A.M.)
Primidon	~ 90	~20	10– 15	~40	60 (A.M.)
Valproinsäure	~100	~90	12– 16	~2	> 95

* Dosisabhängig   A.M. Aktiver Metabolit

punkte sein, da die Ansprechbarkeit der einzelnen Patienten sehr unterschiedlich sein kann. Offenbar ist die Pharmakokinetik und damit die Höhe der Plasmaspiegel der Antikonvulsiva in starkem Maße durch endogene und exogene Faktoren beeinflußbar.

Die meisten Antikonvulsiva werden ganz überwiegend oder fast ausschließlich hepatisch eliminiert (Tabelle 2) (EADY u. TYRER 1980; GOODMAN u. GILMAN 1980). Es ist also theoretisch zu erwarten, daß bei *Lebererkrankungen* Störungen der Elimination auftreten können oder auch, daß sich die Elimination mit dem Alter des Patienten ändert. In einzelnen Fällen hat sich das verifizieren lassen. Eine generelle Regel aufzustellen, wie bei Lebererkrankungen die Dosis adaptiert werden muß, ist aber auf Grund der wenigen bisher vorliegenden Daten nicht möglich. Im Zweifelsfall muß man die Blutspiegel messen und sich daran orientieren.

Unter den exogenen Faktoren, die die Wirkung der Antikonvulsiva beeinflussen, spielen die *Arzneimittelinteraktionen* eine wichtige Rolle. Sowohl pharmakokinetische als auch pharmakodynamische Interaktionen kommen vor (EADY u. TYRER 1980; GOODMANN u. GILMAN 1980; LEVY u. KOCH 1982; PERUCCA u. RICHENS 1981; RICHENS 1977; SCHMIDT 1982). Letztere betreffen vor allem die zentral dämpfende Wirkung. Hier können sich die Antikonvulsiva und andere zentral dämpfende Pharmaka, z. B. Sedativa, Hypnotika, Alkohol, Neuroleptika, zentrale Analgetika, Antihistaminika, manche Antihypertensiva usw. gegenseitig verstärken. Sofern Benzodiazepine beteiligt sind, können echte Potenzierungen, also überadditive Effekte, vorkommen.

Die pharmakokinetischen Interaktionen betreffen in erster Linie den

Tabelle 3. Ausscheidung von Antikonvulsiva mit der Muttermilch

	Konz. i. d. Milch (% der Plasmakonz.)
Phenobarbital	~40–60
Primidon	72–86
Phenytoin	24–45
Carbamazepin	24–60
Ethosuximid	80–94
Valproinsäure	< 10

Metabolismus. Phenobarbital, Phenytoin und Carbamazepin induzieren die mikrosomalen arzneimittel-metabolisierenden Enzyme in der Leber und können dadurch den Abbau anderer Pharmaka, z.T. auch den eigenen, beschleunigen. Am besten untersucht ist Phenobarbital, von dem man weiß, daß es über die Enzyminduktion seine eigene Wirkung abschwächt, aber u. U. auch die von Carbamazepin, Valproinsäure sowie die von Digitoxin, oralen Antikoagulantien, Glukokorticoiden, weiblichen Sexualhormonen, Griseofulvin, Doxyzyklin und Vitamin D. Primidon ist ähnlich zu beurteilen wie Phenobarbital, da es im Körper zu einem beträchtlichen Teil in Phenobarbital umgewandelt wird. Bei Carbamazepin ist vor allem die Beschleunigung des Abbaus von Phenytoin, Phenobarbital und Valproinsäure relevant, beim Phenytoin vor allem die Stimulierung des Abbaus von Carbamazepin, Valproinsäure und Vitamin D. Umgekehrt kann aber auch die Metabolisierung der Antikonvulsiva in der Leber gehemmt werden. Das betrifft in erster Linie Phenytoin, dessen Abbau durch zahlreiche Stoffe, z. B. Disulfiram, Sultiam, Diazepam, Isoniazid (vor allem bei langsamen Azetylierern), Phenylbutazon, Chloramphenicol, orale Antikoagulantien und Sulfaphenazol, wahrscheinlich infolge gegenseitiger Verdrängung vom metabolisierenden Enzym, gehemmt werden kann. Die Wirkung von Phenobarbital auf die Phenytoinspiegel ist nicht vorhersehbar, da Phenobarbital den Phenytoinabbau hemmen, aber auch stimulieren kann. Letztere Eigenschaft teilt es mit Carbamazepin und Alkohol. Valproinsäure scheint den Abbau von Phenobarbital zu hemmen. Sie kann aber auch mit Phenytoin interferieren, indem sie dieses aus der Plasmaproteinbindung freisetzt. Ihr Abbau wird durch Carbamazepin, Phenobarbital und Phenytoin beschleunigt. Nur Ethosuximid und die Benzodiazepine scheinen kaum an pharmakokinetischen Interaktionen beteiligt zu sein.

Zwischen allen Antikonvulsiva gibt es neben den hier beschriebenen Interaktionen noch andere, wenig belegte, so daß das Resultat einer kombinierten Therapie, was Blutspiegel und Halbwertszeit der Stoffe anbelangt, in der Regel nicht voraussagbar ist. Vom pharmakokinetischen Standpunkt aus kann man deshalb den früher häufig geforderten kombinierten Einsatz von Antikonvulsiva als in der Regel nicht sehr sinnvoll ansehen und müßte eher eine gut überwachte

Monotherapie empfehlen. Dieser Standpunkt wird auch von Neurologen (ROSENBLOOM u. UPTON 1983; SCHMIDT 1982) geteilt und entspricht auch den Empfehlungen der Arzneimittelkommission der Deutschen Ärzteschaft (1981). Die Kombinationstherapie sollte für die Fälle aufgespart werden, bei denen mit einer Monotherapie keine ausreichende Anfallsfreiheit zu erzielen ist.

Literatur

1. Arzneimittelkommission der Deutschen Ärzteschaft (1981) Arzneimittelverordnung, 14. Aufl. Deutscher Ärzteverlag, Köln
2. Arzneimittelkommission der Deutschen Ärzteschaft (1983) Valproinsäure nicht in der Frühschwangerschaft verordnen. Dtsch Ärztebl 80: 33
3. AVERY GS (1976) Drug treatment: Principles and practice of clinical pharmacology and therapeutics. Adis Press, Sidney
4. EADY MJ, TYRER JH (1980) Anticonvulsant therapy. Pharmacological basis and practice. Churchill Livingstone, Edinburgh
5. GOODMAN LS, GILMAN A (1980) The pharmacological basis of therapeutics, 6 ed. Macmillan, New York
6. HABERMANN EW, LÖFFLER H (1979) Spezielle Pharmakologie und Arzneimitteltherapie. Springer, Berlin
7. KOCH S, GÖPFERT-GEYER I, JÄGER-ROMAN E, JAKOBS S, HUTH H, HARTMANN A, RATING D, HELGE H (1983) Antiepileptika während der Schwangerschaft. Dtsch Med Wschr 108: 250–257
8. KUTT H, LOUIS S (1972) Anticonvulsant drugs. I. Patho-physiological and pharmacological aspects. Drugs 4: 227–255
9. LEVY RH, KOCH KM (1982) Drug interactions with valproic acid. Drugs 24: 543–546
10. MELMON KL, MORELLI HF (1978) Clinical pharmacology, 2 ed. Macmillan, New York
11. NAU H, KUHNZ W, EGGER HJ, RATING D, HELGE H (1982) Anticonvulsants during pregnancy and lactation. Transplacental maternal and neonatal pharmacokinetics. Clin Pharmacokin 7: 508–543
12. PERUCCA E, RICHENS A (1981) Drug interactions with phenytoin. Drugs 21: 120–137
13. RICHENS A (1977) Interactions with antiepileptic drugs. Drugs 13: 266–275
14. ROSENBLOOM D, UPTON ARM (1983) Drug treatment of epilepsy: A review. Can Med Ass J 128: 261–270
15. SCHMIDT D (1982) Praktische Epilepsiebehandlung. Arznei-Verordnung, 45–51
16. SPEIDEL BD, MEADOW SR (1974) Epilepsy, anticonvulsants and congenital malformations. Drugs 8: 354–365

Medikamentöse Therapie des Anfallskranken

K. A. FLÜGEL

Ungeachtet der Bedeutung anderer Maßnahmen bildet die medikamentöse Therapie mit Antikonvulsiva das Kernstück der Behandlung von Anfallskranken. In der Regel handelt es sich um eine über längere Zeit regelmäßig durchzuführende Therapie, oft um eine lebenslange Dauerbehandlung. Es steht eine Gruppe von differenziert wirksamen Substanzen zur Verfügung, die allerdings bezüglich der therapeutischen Breite und anderer Fragen nicht unproblematisch sind und deren Handhabung individuell gestaltet werden muß.
Eine sich am Anfang stellende Frage ist die, wann eine antikonvulsive Behandlung überhaupt angezeigt ist und wann darauf verzichtet werden kann. Wenn diese Frage auf solche Fälle beschränkt bleibt, bei denen unzweifelhaft epileptische Anfälle vorgekommen sind, dann wird man lediglich bei sogenannten *Gelegenheitsanfällen* und sehr selten spontan auftretenden Anfällen von einer antikonvulsiven Therapie Abstand nehmen können. Als „Gelegenheitsanfälle" gelten solche, die nur in bestimmten ungewöhnlichen Situationen, unter besonderen Belastungen und Noxen und in der Regel sehr selten auftreten, z. B. während eines Krankheitszustandes oder unter toxischen Einflüssen, wozu auch Medikamente zählen können. Beispiele wären der Anfall unter hochdosierter Behandlung mit Psychopharmaka oder Chemotherapie, solche in Verbindung mit einem schweren Migränezustand oder einer Hypoglykämie.
Auch bei sehr seltenem Auftreten von Anfällen, z. B. vereinzelt im Abstand von Jahren, kann es gerechtfertigt sein, auf eine Therapie zu verzichten.
Wenn die Indikation zur Therapie gestellt ist, erhebt sich die Frage nach dem am besten geeigneten Mittel. Um dieses zu entscheiden, muß zunächst geklärt werden, welche Anfallsform oder welche Anfallsformen vorliegen und ob bestimmte Besonderheiten der zeitli-

chen Verteilung ihres Auftretens bestehen. Die Feststellung der Anfallsform ist für die Wahl des Mittels wesentlich. Die Einstufung hat vor allem die klinischen Erscheinungen und das EEG zu berücksichtigen, wobei es insbesondere wichtig ist, ob eine partielle und eventuell sekundär generalisierte Form oder eine primär generalisierte Anfallsform vorliegt, ebenso die Unterscheidung zwischen Absencen und komplexen partiellen (psychomotorischen) Anfällen. Diese Differenzierungen sind wegen des unterschiedlichen Ansprechens der Anfälle auf die antikonvulsiven Medikamente notwendig. Wenn sich mehrere Substanzen als erfahrungsgemäß gleich gut wirksam anbieten, wird derjenigen der Vorzug gegeben, die nach der Empirie am verträglichsten ist und das geringste Risiko von Nebenwirkungen aufweist.

Grundsätzlich ist eine *Monotherapie,* d. h. die Verwendung nur einer Substanz, anzustreben, insbesondere wegen der bei kombinierter Behandlung mit anderen Mitteln möglichen und im Einzelfall nicht voraussehbaren Interaktionen.

Bei primär generalisierten tonisch-klonischen Krampfanfällen können als Mittel der ersten Wahl Carbamazepin, Phenytoin, Primidon und Valproinsäure genannt werden. Bei zumindest gleich guter Wirksamkeit mit den anderen Mitteln wird Phenytoin oft nicht mehr

Tabelle 1. Geeignete Antikonvulsiva bei verschiedenen Anfallstypen

Anfallstyp	Geeignete Mittel
Generalisierte ton.-klon. Anfälle (Grand mal)	
diffus	Phenytoin, Carbamazepin, Primidon, Valproinsäure,
Aufwach	Primidon, Phenobarbital
Schlaf	Phenytoin, Carbamazepin
Partielle (fokale) Anfälle	
Jackson Anfälle	Phenytoin, Primidon, Clonazepam
Adversiv	Carbamazepin
Psychomotor. Anfälle	Carbamazepin, Phenytoin, Clonazepam
Absencen	Valproinsäure, Ethosuximid

Tabelle 2. Übersicht wichtiger Antikonvulsiva

Substanz (generic)	Präparate	Indikationen (Anfallstyp)	mittl. Tagesdosis mg
Phenobarbital Barbexaclon	Luminal Maliasin	Generalisierte GM bzw. Aufwach-GM	200– 400
Phenytoin	Zentropil Epanutin Phenhydan	Generalisierte GM (diffus und Schlaf-GM) psychomotor. Anfälle andere fokale Anfälle	200– 400
Primidon	Mylepsinum Liskantin Resimatil	Generalisierte GM, bes. Aufwach-GM, partielle A.	750–1250
Ethosuximid	Petnidan Pyknolepsinum Suxinutin	Absencen myoklon. astatische Anfälle	750–1500
Carbamazepin	Tegretal Timonil	psychomotor. Anfälle generalisierte GM (diffus u. Schlaf), andere partielle A.	600–1200
Clonazepam	Rivotril	iv. bei Status, myoklon. A., kindliche A.	2– 6
Valproinsäure	Ergenyl Convulex Orfiril	Absencen, atonische akinetische, myoklon. A., generalisierte GM	1200–1800

als Mittel der ersten Wahl eingesetzt, da die Nebenwirkungen häufiger zu sein scheinen und nicht zuletzt wegen der realtiv häufigen unangenehmen Gingivahyperplasie. Die Toxikologie dieser Substanz ist andererseits ausführlicher untersucht und beschrieben worden als die anderer Antikonvulsiva, dies gilt auch für Untersuchungen über Interaktionen mit anderen Pharmaka. Innerhalb der Grand mal-Anfälle hat deren *tageszeitliche Bindung* Einfluß auf die Auswahl der Therapie. Bei den diffusen Formen, d.h. ohne tageszeitliche Bin-

145

dung, können Carbamazepin, Phenytoin, Primidon und Valproinsäure als annähernd gleich wirksam gelten. Bei Aufwach-Epilepsie ist Primidon oder Phenobarbital resp. Barbexaclon (Maliasin®) vorteilhaft, bei Schlafepilepsie haben sich Phenytoin und Carbamazepin bewährt.

Partielle Anfälle vom Jackson-Typ und Adversiv-Anfälle sprechen auf Phenytoin, Primidon, Carbamazepin und teilweise auch auf Clonazepam meistens gut an, dagegen partiell-komplexe oder psychomotorische Anfälle vorwiegend auf Carbamazepin und Phenytoin, weniger auf Primidon und Phenobarbital.

Absencen werden heute am besten mit Valproinsäure als Mittel der ersten Wahl angegangen, während Ethosuximid heute an zweiter Stelle in Betracht kommt. Während in jenen Fällen, in denen nebeneinander Absencen und große Anfälle bestehen, unter Ethosuximid ein sog. „Grand mal-Schutz" mit einem anderen Mittel erforderlich war, gilt dieses für Valproinsäure nicht. Die Substanz ist vielmehr auch bei Absencen und primär generalisiertem Grand mal als Monotherapie geeignet.

Für die Dosierungsweise haben Untersuchungen der Serumspiegel, der Halbwertzeiten und des sogenannten steady state wichtige Erkenntnisse vermittel. Die *Halbwertzeit* ist die Zeit, in der die Serumkonzentration des Medikaments auf die Hälfte des Ausgangswertes abgesunken ist. Wenn ein stabiles Gleichgewicht zwischen resorbierter und ausgeschiedener Menge der Substanz erreicht ist, spricht man von *steady state* oder Fließgleichgewicht. Das erwartete steady state ist unter konstanter Dosierung nach 5–7 Halbwertzeiten erreicht.

Eine niedrige Anfangsdosierung und langsame Dosissteigerung ist bei den meisten Mitteln erforderlich, um eine Toleranz gegen dosisabhängige Nebenwirkungen aufzubauen. Dies gilt besonders für Primidon und Carbamazepin, weniger für andere Mittel. Um Fluktuationen der Serumkonzentration zu vermeiden, sind die Dosierungsintervalle so zu wählen, daß sie weniger als die halbe Halbwertzeit betragen. Mittel mit einer Halbwertzeit von mehr als 24 Stunden können als tägliche Einzeldosis gegeben werden, solche mit kürzerer Halbwertzeit am besten nach dem Schema 3mal täglich in etwa gleich langen Abständen.

Tabelle 3. Pharmakologische Daten der Antikonvulsiva

Substanz (generic)	Plasma-Halbwertzeit (Stunden)	Fließeigenschaft nach (Tage)	Blutspiegel (µg/ml)	
			therapeutisch	toxisch
Phenobarbital (u. Barbexaclon)	96 ± 12	14–21	> 15	> 40–50
Phenytoin	24 ± 12	5–14	> 10	> 20–25
Primidon	12 ± 6	4–10	> 5	> 20
Ethosuximid	55 ± 5	4– 8	> 40	> 100
Carbamazepin	17 ± 7	2– 4	> 4	> 12
Clonazepam	32 ± 13	4– 8	> 20 ng/ml	> 80 ng/ml
Valproinsäure	12 ± 6	4– 8	> 50	> 100

Die Bestimmung der *Serumkonzentration* unter der Fragestellung, ob ein therapeutischer Wirkspiegel erreicht ist, soll erst dann durchgeführt werden, wenn ein steady state erwartet werden kann, also je nach Substanz zwischen 1 und 3 Wochen nach Therapiebeginn.

Erst nach Erreichen des steady state ist es auch sinnvoll, die Dosis gegebenenfalls über eine mittlere Dosierung hinaus zu steigern.

Andere Verhältnisse liegen vor, wenn der Patient bereits auf ein Antikonvulsivum eingestellt ist, aber wegen unzureichender Wirkung oder Unverträglichkeit der Wechsel auf ein anderes Mittel angezeigt ist. Auch in diesem Fall muß schrittweise vorgegangen werden, wobei das neue Mittel nach niedriger Anfangsdosis langsam gesteigert wird und kurz vor dem Erreichen der voraussichtlichen Erhaltungsdosis mit dem abzusetzenden Mittel ebenfalls schrittweise ausgeschlichen wird.

Eine *Kombinationsbehandlung* mit mehr als einem Mittel sollte nur unternommen werden, wenn sich die Monotherapie – und zwar mit verschiedenen Mitteln nacheinander – auch bei hoher Dosierung entweder als nicht ausreichend wirksam erwiesen hat oder eine hochdosierte Monotherapie wegen Nebenwirkungen nicht möglich ist. Nicht selten ist die kombinierte Therapie auch angezeigt, wenn mehrere Anfallstypen mit unterschiedlichem therapeutischen Ansprechen vorliegen.

Die Nachteile oder Risiken der kombinierten Therapie sind vor allem die erhöhte Inzidenz von Nebenwirkungen und die Möglichkeit der Interaktionen der Mittel untereinander, wobei es durch Enzyminduktion zu einem Absinken des Serumspiegels und Wirkverlust kommen kann.

Die Bestimmung der *Antikonvulsiva-Serumkonzentration* hat für die Verlaufskontrolle der Epilepsietherapie eine große Bedeutung gewonnen. Wo liegen die hauptsächlichen Indikationen? Die Anfallshäufigkeit, die durch das Führen eines Anfallskalenders dokumentiert werden soll, und das Befinden des Patienten sind nach wie vor die entscheidenden Kriterien, an der sich die Therapie orientiert. Wenn Anfallsfreiheit oder hinreichende Reduktion der Anfallsfrequenz trotz ausreichender Dosierung nicht erreicht wird, so kann das daran liegen, daß das Medikament nicht geeignet ist, oder daran, daß kein hinreichender Wirkspiegel erreicht wird, z. B. durch unzuverlässige Einnahme oder durch Interaktionen. Überprüfung der Compliance und Feststellung von Interaktionen sind zwei wichtige Fragestellungen für die Serumspiegelbestimmung. Bestehen klinische Zeichen einer Intoxikation, kann weiterhin festgestellt werden, ob eine Überdosierung vorliegt und welches Mittel für die Intoxikation verantwortlich ist, falls mehrere Medikamente eingesetzt wurden.

Eine *Überdosierung* bekundet sich klinisch vor allem unter den Zeichen der Sedierung bis zur Bewußtseinstrübung, außerdem in Gangstörungen, Dysarthrie und Nystagmus. Zerebelläre Erscheinungen sind vor allem unter akuter und chronischer Überdosierung von Phenytoin zu sehen, aber auch unter Primidon, Phenobarbital und Carbamazepin.

Neben diesen dosisabhängigen Erscheinungen sind mögliche andere toxischen Nebenwirkungen zu berücksichtigen. Sie betreffen z. B. das blutbildende System und führen zu Leukopenie, Thrombozytopenie und Anämie. Nierentoxizität ist selten. Bei bevorstehender Leberschädigung oder Blutbildveränderungen kann das Ausweichen auf Clonazepam wegen seiner verhältnismäßig guten Verträglichkeit angezeigt sein. Eine Osteomalazie nach langdauernder Therapie ist Folge eines durch Enzyminduktion bedingten Vitamin D-Mangels. Die Gingivahyperplasie unter Phenytoin ist eine der Gründe, der die

Tabelle 4. Antikonvulsiva: Nebenwirkungen und Intoxikationszeichen

Substanz (generic)	Nebenwirkungen	Intoxikationszeichen	toxische Plasmakonzentration
Phenobarbital (+ Barbexaclon)	Sedierung, paradoxe Erregtheit, Exanthem (allerg.)	Schläfrigkeit, Ataxie, Nystagmus, Dysarthrie, Funktionspsychose	> 50 µg/ml
Phenytoin	Exanthem (allerg.) Hypertrichose, Gingivahyperplasie, erniedrigte Folsäurekonzentration i. Blut. Hypokalzämie Osteomalazie, Leberschaden, sympt. Lupus erythematodes.	Nystagmus, Ataxie, Dysarthrie. Schläfrigkeit, Diplopie, Verschwommensehen	> 20 µg/ml
Primidon	rauschartige Zustände, Übelkeit, Schwindel	wie bei Phenobarbital	> 20 µg/ml
Ethosuximid	Nausea, Exanthem, Blutbildveränderungen, Magenbeschwerden	Nausea, Erbrechen, Anorexie, Apathie, Kopfschmerzen	> 100 µg/ml
Carbamazepin	Nausea, Erbrechen, Anorexie, Blutbildveränderungen	Schwindel, Schläfrigkeit, Nystagmus, Ataxie, Diplopie	> 12 µg/ml
Clonazepam	Sedierung, Schläfrigkeit	Schläfrigkeit, Funktionspsychose, Muskelhypotonie	> 80 ng/ml
Valproinsäure	Nausea, Erbrechen, Gewichtszunahme, Haarausfall, Speichelfluß, Diarrhoe, Thrombozytopenie, Lebertoxizität	Ataxie, Sedierung	> 100 µg/ml

Stellung dieser Substanz unter den Mitteln der ersten Wahl belastet. Allergische Reaktionen mit Exanthem und manchmal Fieber und Eosinophilie tritt in den ersten Wochen auf. Das Absetzen des Medikaments ist notwendig, doch kann nach Abklingen erneut ein vorsichtiger Behandlungsversuch mit einschleichender Dosierung unternommen werden.

Teratogenität ist eigentlich nur für Oxazolidine erwiesen, die wegen ihrer Toxizität kaum noch Anwendung finden. Das sogenannte *fetale Hydantoinsyndrom* ist umstritten. Das Risiko von kindlichen Fehlbildungen ist bei behandelten schwangeren Frauen mit Epilepsie mit 5–10% um das 2–3fache höher als bei nicht-epileptischen Frauen. Die vergleichenden Untersuchungen von behandelten und nicht-behandelten Patienten lassen keine sichere Aussage über die Rolle der Medikation zu.

Neben den Nebenwirkungen sind die *Interaktionen* zwischen Antikonvulsiva untereinander und mit anderen Pharmaka wichtig. Eine Wirkungsverstärkung kommt bei der Kombination von Valproinsäure und Phenobarbital vor. Durch verstärkte Freisetzung des Barbiturats aus der Proteinbindung kann sich eine Barbituratintoxikation bis zur Bewußtseinstrübung einstellen. Absinken des Serumspiegels und Abschwächung der Wirkung von Phenytoin und von Carbamazepin werden beobachtet, wenn diese Mittel mit Phenobarbital kombiniert werden. Ebenfalls durch Induktion arzneimittelabbauender Leberenzyme bedingte Interaktionen betreffen in der Kombination mit verschiedenen Antikonvulsiva auch Antikoagulantien vom Marcumar-Typ, Antibiotika und hormonelle Antikonzeptiva. Ein vermehrter Abbau wurde auch für körpereigene Kortikosteroide und Vitamin D festgestellt.

Den Möglichkeiten der Nebenwirkungen und Interaktionen muß bei der Einstellung und auch im Langzeitverlauf durch entsprechende Kontrollen Rechnung getragen werden. Das Blutbild wird anfangs wöchentlich, dann in 6-monatigen Abständen untersucht. Die Interaktionen unterstreichen die Bedeutung der Monotherapie und der Serumkontrollen. Die Wirkungsabschwächung anderer Mittel ist durch entsprechende Dosierung auszugleichen.

Spezielle Therapie erfordert der *Status epilepticus*. Der Status großer Anfälle wird mit intravenösen Gaben von Clonazepam (Rivotril®)

beginnend mit 1–2 mg und bei Bedarf mehr oder mit Diazepam i.v. (20–30 mg) behandelt. In der Klinik wird unter Intensivüberwachung eine Dauertropfinfusion mit Clonazepam nach Bedarf gegeben. Der Status fokaler Anfälle und der Petit mal-Status sind weniger bedrohliche Situationen, werden aber ebenfalls mit intravenösen Gaben von Clonazepam oder Diazepam behandelt. Die Alternativen bei problematischer Statusbehandlung sind für die Praxis von untergeordneter Bedeutung, da stets eine notfallmäßige Klinikeinweisung erfolgen wird.

Nicht selten stellt sich die Frage, ob die *prophylaktische* Verabreichung von Antikonvulsiva angezeigt ist. Zwar stellt die antikonvulsive Behandlung immer eine vorbeugende Maßnahme dar, doch sind hier Situationen gemeint, in denen manifeste Anfälle nicht bestehen, wohl aber ein erhöhtes Risiko ihres Auftretens. Eine derartige Indikation ist immer nach den besonderen Gegebenheiten des Einzelfalles individuell zu entscheiden. Der EEG-Befund ist dabei wohl *ein* Kriterium, das Berücksichtigung finden wird, aber nicht das entscheidende. Die Frage wird am häufigsten im Hinblick auf die posttraumatische Epilepsie aufgeworfen. Bei dem hohen Risiko der offenen Hirnverletzungen, insbesondere von Schußverletzungen, ist eine antikonvulsive Prophylaxe in der Akutphase sicher gerechtfertigt und bei Anzeichen der erhöhten Krampfbereitschaft im EEG eventuell auch noch darüberhinaus. Bei operierten oder bestrahlten Hirntumoren werden in der Regel nur dann Antikonvulsiva angezeigt sein, wenn zuvor Anfälle vorgekommen waren. Das gilt auch für andere Prozesse, die erfahrungsgemäß häufig mit Anfällen einhergehen. Ein antikonvulsiver Schutz kann mitunter auch angebracht sein bei risikobeladenen therapeutischen Maßnahmen, wie z. B. intrathekaler Applikation von Medikamenten.

In der *Schwangerschaft* kann es zu einer Frequenzzunahme von Anfällen kommen, insbesondere wenn bereits vorher häufig Anfälle bestanden. Diese Häufung wurde mit erniedrigten Antikonvulsivaspiegel korreliert gefunden, die ihrerseits möglicherweise durch veränderte enterale Resorption bedingt sind und sich nach der Entbindung wieder auf die Ausgangshöhe einspielen. Eine ausreichende antikonvulsive Behandlung ist trotz des nicht sicher abzuschätzenden Einflusses auf das Fehlbildungsrisiko notwendig, da häufige und schwere Anfälle für Mutter und Kind die höhere Gefährdung darstellen. Postpartal kann das neugeborene Kind Arzneimittelwirkungen aufweisen, z. B. neurotoxische Zeichen nach Phenobarbital. Außerdem kann eine erhöhte Blutungsneigung bestehen. Beim Stillen wird das Antikonvulsivum über die Muttermilch auf das Kind übertragen. Der Milch-Blut-Quotient liegt bei Ethosuximid um 1, bei anderen Antikonvulsiva niedriger. Ein Abstillen des Kindes ist zweckmäßig.

Wenn der Anfallspatient über hinreichend lange Zeit anfallsfrei geblieben ist, wobei man von mindestens 2–3 Jahren ausgehen sollte, erhebt sich oft die Frage nach Dosisreduktion und eventuell Absetzen der Therapie. Dies sollte immer schrittweise und langsam erfolgen, wobei die Medikamente viertel- oder halbtablettenweise im Abstand von einigen Monaten abgebaut werden können. Ein Absetzen in der Schwangerschaft sollte auf jeden Fall vermieden werden. Bei Kombinationsbehandlung empfiehlt es sich, die Mittel nacheinander zu reduzieren und als letztes das gegen generalisierte Anfälle gerichtete Medikament abzubauen.

Literatur

1. DIEHL LW (1982) Aktuelle Epileptologie. Probleme, Diagnostik, Therapie. Schriften zur ärztlichen Praxis. Werk-Verlag, Dr. E. Banaschewski, München-Gräfelfing, S 154–167
2. JÖRG JR, HIELSCHER H (1979) Epilepsietherapie bei Erwachsenen. Deutsches Ärzteblatt 76: 2327–2338
3. KUGLER J (1978) Zerebrale (epileptische) Anfälle im Erwachsenenalter. In: FLÜGEL KA (Hrsg) Neurologische und psychiatrische Therapie. Perimed, Erlangen, S 268–275
4. LAIDLAW J, RICHENS A (1976) A textbook of epilepsy. Churchill Livingstone, Edinburgh London New York
5. SCHMIDT D (1981) Behandlung der Epilepsien. Thieme, Stuttgart
6. SO EL, PENRY JK (1981) Epilepsy in adults. Ann Neurol 9: 3–16
7. SPATZ R, KUGLER J (1980) Pharmagkotherapie der Epilepsien. Mod Med 8: 216–224

Therapie der kindlichen Epilepsien

G. F. Wündisch

Die erfolgreiche Behandlung von kindlichen Epilepsien beinhaltet neben dem Vermeiden von Anfallsprovokation so gut wie immer eine antiepileptische medikamentöse Langzeittherapie. Deshalb muß die Diagnose „Epilepsie" gesichert sein und insbesondere eine Abgrenzung von nicht-epileptischen Anfällen differentialdiagnostisch erfolgt sein.

Nachdem gilt, daß von einer Epilepsie nur dann gesprochen wird, wenn chronisch rezidivierende Anfälle vorhanden sind, stellt ein einzelner Anfall oder eine sehr niedrige Anfallsfrequenz (z. B. 2–3 Anfälle/Jahr) noch keine Indikation für eine medikamentöse Langzeittherapie dar. Bei dieser Entscheidung spielen jedoch die jeweils vorhandenen EEG-Veränderungen eine wichtige Rolle, da bei Vorhandensein von sehr ausgeprägten Veränderungen im Elektroenzephalogramm, auch bei zunächst niedriger Anfallsfrequenz, meist eine Manifestation weiterer gehäufter Anfälle zu erwarten ist, so daß dies eine Indikation für die Einleitung einer medikamentösen Therapie sein kann.

Umgekehrt muß betont werden, daß EEG-Veränderungen allein keine Indikation für eine medikamentöse Therapie sind. Diese ist nur dann gegeben, wenn das Vorhandensein zerebraler Anfälle gesichert ist.

Voraussetzung für eine gezielte Therapie sind neben der Diagnose „Epilepsie" die Klassifikation des Anfallstyps bzw. der Anfallsform, die Auswahl des für die jeweilige Anfallsform bzw. Epilepsieform geeigneten Antikonvulsivums unter Berücksichtigung einerseits der zu erwartenden Prognose und andererseits der Nebenwirkungen der Therapie.

Die Anfallsform und damit die Epilepsieart sind das entscheidende Kriterium für die Wahl der zur Anwendung gelangenden Medika-

153

mente, daneben spielen das Alter des Kindes und die Veränderungen im Elektroenzephalogramm eine entscheidende Rolle.

Folgende Antiepileptika stehen derzeit zur Verfügung:

Phenobarbital   (Luminal®, Luminaletten®, Phenaemal®)
Barbexaclon   (Maliasin®)
Primidon   (Liskantin®, Mylepsin®, Resimatil®)
Phenytoin   (Epanutin®, Phenhydan®, Zentropil®)
Carbamazepin   (Tegretal®, Timonil®)
Valproinsäure   (Ergenyl®, Orfiril®, Convulex®, Leptilan®)
Ethosuximid   (Petnidan®, Suxinutin®, Pyknolepsinum®)
Clonazepam   (Rivotril®)

Daneben kommen für spezielle Indikationen noch Dexamethason und ACTH zum Einsatz.

Die Verwendung dieser Medikamente soll im folgenden für die verschiedenen Epilepsieformen des Kindesalters zusammenfassend dargestellt werden:

Grand mal

Hierbei kommen im Säuglingsalter und jungen Kleinkindalter zunächst Phenobarbital (5–10 mg/kg KG/Tag), Barbexaclon (5–10 mg/kg KG/Tag) und Primidon (15–22 mg/kg KG/Tag) in Betracht, evtl. in zweiter Linie Valproinsäure (20–30 mg/kg KG/Tag).

Bei älteren Kleinkindern, Schulkindern und Jugendlichen stellt die Valproinsäure (20–30 mg/kg KG/Tag) das Mittel der ersten Wahl dar, während Barbexaclon, Phenobarbital und Primidon erst in zweiter Linie zu nennen sind.

Petit mal

Beim Formenkreis der kleinen Anfälle, also bei Absencen, bei myoklonisch-astatischen Anfällen des Kleinkindes und beim Impulsiv-Petit mal des Jugendlichen ist heute die Valproinsäure (20–30 mg/kg

KG/Tag) das Mittel der Wahl. Hierbei ist von großem Vorteil, daß Valproat gleichzeitig einen Grand mal-Schutz bietet und somit die zusätzliche Gabe eines Barbitursäurederivates entfällt. Bei kleinen Anfällen kommen außerdem noch Ethosuximid (20–25 mg/kg KG/Tag) und Clonazepam (0,1–0,3 mg/kg KG/Tag) zur Anwendung. Wichtig erscheint der Hinweis, daß bei generalisierten Anfällen Phenytoin zum einen hierbei nicht wirksam ist, zum andern sogar verschlechternd wirken kann.

Partielle (fokale) Anfälle

Hierbei stehen Phenytoin (8–12 mg/kg KG/Tag) und Carbamazepin (15–25 mg/kg KG/Tag) im Vordergrund. Allerdings sollten Säuglinge und Kleinkinder mit partiellen Anfällen mit Barbitursäurederivaten, also Phenobarbital (5–10 mg/kg KG/Tag), Barbexaclon (5–10 mg/kg KG/Tag) und Primidon (15–22 mg/kg KG/Tag) behandelt werden.
Ein besonderes Problem stellt die Behandlung von BNS-Anfällen und des LENNOX-Syndroms (myoklonisch-astatische Anfälle fokaler Genese) dar.
Clonazepam (0,1–0,3 mg/kg KG/Tag) ist das Mittel der ersten Wahl. Tritt unter dieser Therapie auch unter maximaler Dosierung kein Erfolg ein, d.h. keine wesentliche Anfallsverminderung oder Anfallsfreiheit, kann eine Behandlung mit Dexamethason (0,5–1 mg/kg KG/Tag), evtl. anschließend mit ACTH (2–3 IE/kg KG/Tag) versucht werden.
Beim *LENNOX-Syndrom* wird Primidon (15–22 mg/kg KG/Tag) in Kombination mit Clonazepam (0,1–0,3 mg/kg KG/Tag) angewendet, in zweiter Linie ebenfalls Dexamethason oder ACTH. Gelegentlich führt auch Ethosuximid (20–25 mg/kg KG/Tag) zur Besserung.
Als allgemeiner Grundsatz kann gelten, daß zunächst immer eine Monotherapie anzustreben ist, ein Ziel, welches bei reinen Anfallstypen naturgemäß leichter zu erreichen ist. Die Therapieeinleitung sollte immer schrittweise erfolgen mit regelmäßigen Steigerungen der Dosis alle 3–5 Tage bis zur gewünschten Enddosis. Ist eine The-

rapie mit zwei oder mehr Medikamenten notwendig, muß beachtet werden, daß eine solche Kombinationstherapie meist von einer erheblich höheren Nebenwirkungsrate belastet ist und daß es Interaktionen zwischen den verschiedenen Medikamenten gibt.

Bei Auftreten von *Unverträglichkeitserscheinungen* wie Müdigkeit, Schwindel, Kopfschmerzen, Ataxie und Sehstörungen während der Therapieeinleitung muß die Dosissteigerung noch langsamer erfolgen. Bei erfolgter Einstellung der Therapie sollte bei derartigen Symptomen, die auf eine Überdosierung hinweisen, eine Überprüfung des Serumspiegels erfolgen.

Bei dosisunabhängigen Nebenwirkungen, wie Arzneimittelexanthemen, Blutbildveränderungen und starken Transaminasenerhöhungen muß ein Wechsel des Präparates erfolgen.

Besondere Bedeutung hat heute die *Bestimmung der Serumkonzentration* der Antikonvulsiva zur Therapieeinstellung und -überwachung sowohl bei Mono- wie auch bei der Kombinationstherapie.

Bei der Therapie mit mehreren Medikamenten muß beachtet werden, daß es zur Interaktion der verschiedenen Wirkstoffe durch Hemmung oder Induktion des Metabolismus in der Leberzelle und dadurch zu Unter- wie auch zu Überdosierungserscheinungen kommen kann. Auf die verschiedenen bekannten Interaktionsmöglichkeiten wird andernorts (s. S. 140 ff.) näher eingegangen. Die unterschiedlichen Eigenschaften der Medikamente hinsichtlich Resorption, Bioverfügbarkeit, Metabolisierung und Elimination finden in den entsprechenden Dosierungs- und Applikationsempfehlungen ihren Niederschlag und sollten durch die Bestimmung der Serumkonzentration überwacht werden, um sicherzustellen, daß der Bereich der jeweiligen optimalen Serumkonzentration gewährleistet ist.

Wie bei jeder Langzeittherapie müssen regelmäßige Kontrolluntersuchungen stattfinden, die neben klinisch-neurologischer Untersuchung und einer Elektroenzephalogrammkontrolle auch eine Blutuntersuchung mit Bestimmung des großen Blutbildes einschließlich der Thrombozyten, Gerinnungsuntersuchung, Bestimmung der Transaminasen, der alkalischen Phosphatase, evtl. der Amylase, des Serumkreatinins und des Urinstatus umfassen soll.

Als nützlich hat sich das Führen eines *Anfallskalenders* erwiesen, außerdem ist den Eltern bzw. bei Jugendlichen dem Patienten selbst ein schriftlicher Therapieplan zu erstellen. Insbesondere müssen die jeweiligen Einnahmezeiten festgelegt sein. Im einzelnen muß sich die Art und Häufigkeit der Kontrollen nach der Art der Epilepsie, nach dem Alter des Kindes, nach dem jeweiligen Verlauf und nach den jeweils verabreichten Medikamenten richten.

Von besonderer Wichtigkeit ist die entsprechende Aufklärung und Information der Eltern bzw. der Patienten selbst über das Wesen der Erkrankung, über die Notwendigkeit und die Grenzen der Behandlung, über die Art der zu erwartenden Nebenwirkungen und über die Prognose. Der Führung der Patienten kommt auch hinsichtlich der Lebensgestaltung eine besondere Bedeutung zu. Besonders bei generalisierten Epilepsien muß ausreichender Nachtschlaf gewährleistet sein wie auch ein geregelter Tagesablauf. Alkohol ist Kindern zu verbieten, für Jugendliche allenfalls in kleinen Mengen gestattet. Überprotektion ist nach Möglichkeit zu vermeiden, insbesondere muß die übertriebene, oft unbegründete Furcht vor einem Anfall abgebaut werden. Am Sportunterricht können anfallskranke Kinder teilnehmen, jedoch sind Übungen an Reck, Barren, Ringen und Kletterstangen zu meiden, ebenso selbstverständlich der Boxsport und ganz allgemein körperliche Überanstrengung. Je nach Erkrankungsart und Therapieerfolg müssen hinsichtlich Rad- und Mopedfahren sowie Schwimmen individuelle Regelungen getroffen werden. Zu vermeiden ist nach Möglichkeit eine Sonderstellung und damit eine Isolation in Schule und Gesellschaft, um eine sekundäre Neurotisierung nicht auftreten zu lassen.

Ziel jeder Anfallsbehandlung ist, soweit wie möglich Anfallsfreiheit bei möglichst wenig Nebenwirkungen der eingesetzten Antikonvulsiva zu erreichen. Eine Dosisreduktion und ein Absetzen der Medikation kann frühestens nach zwei- bis dreijähriger Anfallsfreiheit ins Auge gefaßt werden. Das Absetzen muß in schrittweiser Dosisreduktion über ein bis zwei Jahre erfolgen, wobei sich der EEG-Befund nicht verschlechtern sollte. Während der Pubertät und bei Fortbestehen spezifischer Veränderungen im EEG sollte besonders bei generalisierten Epilepsien ein Abbau der Therapie nicht oder nur unter Vorsicht vorgenommen werden.

Trotz der vorhandenen Schwierigkeiten muß den Patienten, besonders älteren Kindern und Jugendlichen, das Bewußtsein vermittelt werden, daß sie unter ordnungsgemäßer Therapie ein weitgehend normales Leben führen können und daß für einen Teil der Anfallskranken die Chance besteht, daß eine Behandlung nach Jahren auch beendet werden kann.

Literatur

1. DOOSE H (1980) Zerebrale Anfälle. In: BACHMANN KD, EWERBECK H, JOPPICH G, KLEIHAUER E, ROSSI E, STALDER GR (Hrsg) Pädiatrie in Praxis und Klinik, Band III. Fischer u. Thieme, Stuttgart New York, S 17215–17256
2. GROSS-SELBECK G (1982) Therapie und Therapieüberwachung von anfallskranken Kindern und Jugendlichen. In: GROSS-SELBECK G. (Hrsg) Das anfallskranke Kind. Edition m + p, Hamburg S 31–45
3. WEINMANN HM (1981) Langzeitbetreuung epileptischer Kinder und Jugendlicher – Therapieziel: Anfallsfreiheit. MZ Ärztl Fortb 31: 944–950

Compliance bei Anfallskranken

K. Stosberg

Das Compliance-Verhalten ist ein Problem der Arzt-Patient-Beziehung und bedeutet – to comply: einer Sache entsprechen oder nachkommen – die Übereinstimmung von tatsächlichem Patientenverhalten mit den Verhaltenserwartungen des Arztes an den Patienten. Von dem Vorliegen einer solchen Übereinstimmung stets auszugehen, hat sich als Irrtum erwiesen, und ein interdisziplinär angelegter Forschungsbereich befaßt sich bereits seit einiger Zeit mit den Ursachen für Non-Compliance. Das heißt, es wird der Frage nachgegangen, welche Einflußfaktoren für die mehr oder weniger große Diskrepanz zwischen dem vom Arzt erwarteten und dem tatsächlichen Patientenverhalten, also für die oft beobachtete Nichtbefolgung ärztlicher Anordnungen, von Bedeutung sind. Dabei geht es bei Compliance – das gilt insbesondere auch für Compliance bei Anfallskranken – keineswegs nur um Tabletten-Compliance, also um die weisungsgemäße Einnahme der verschriebenen Medikamente. Compliance umfaßt vielmehr die gesamte vom Arzt erwartete Mitarbeit, Kooperationsbereitschaft und Eigenbeteiligung gerade auch des Patienten mit einer Langzeitbehandlung, die nicht erfolgreich sein kann, wenn der Patient sie nicht mitträgt (LINDEN 1980). So zeigen die Ergebnisse neuerer Untersuchungen, daß 24 bis 63% der schizophrenen Patienten von sich aus die antipsychotische Medikation verringern, und 20–30% der Manisch-Depressiven eigenmächtig die medikamentöse Behandlung absetzen (HERMANN 1979).
Die Compliance-Rate bei Anfallskranken – sie werden in ihrem Verhalten häufig sehr wirkungsvoll unterstützt durch ihre Angehörigen – ist oft eher höher als bei anderen Patienten. Dennoch kann das Compliance-Verhalten bei Anfallsleiden zum Wohle der Patienten noch sehr nachhaltig verbessert werden, wenn man sich die Faktoren, die auf Patienten-Compliance im allgemeinen und auf Patien-

ten-Compliance bei Anfallsleiden im besonderen Einfluß nehmen, vergegenwärtigt und in der Arzt-Patient-Beziehung berücksichtigt.

Eine der wichtigsten Ursachen für Non-Compliance bei jedem Patienten ist die *unzureichende Informierung und Aufklärung* durch den Arzt, überhaupt eine zu schwache Patientenführung, die um so notwendiger wird, je schwerwiegender und je langwieriger die Erkrankung ist. Die Diagnose Anfallsleiden muß mit dem Patienten und zumindest einem Angehörigen besprochen, die Therapie erläutert und der oder die Medikamentenbeipackzettel erklärt werden (BERGDOLDT 1982). Um den Patienten zu Eigeninitiative und Eigenverantwortung bei der Bewältigung seiner Krankheit zu motivieren, ist es sinnvoll, ihn immer wieder anzuregen, Fragen hinsichtlich des diagnostischen und therapeutischen Geschehens zu stellen. Denn was der Patient versteht, behält er besser; Verstehen und Behalten, so zeigte sich in den Untersuchungen von LEHRL (1982), vergrößern die Wahrscheinlichkeit für Compliance, und außerdem verstärken sie die Zufriedenheit des Patienten, die sich dann noch zusätzlich auf eine Erhöhung der Compliance-Rate auswirkt.

Die Kommunikation zwischen Arzt und Patient wird jedoch häufig behindert durch *Sprachbarrieren,* welche damit eine weitere Ursache für nicht adäquates Compliance-Verhalten darstellen. Der Arzt mit einem hohen Bildungs- und Ausbildungsgrad bedient sich unbewußt eher eines elaborierten Sprachstils, während Patienten mit einem geringeren Bildungs- und Ausbildungsgrad einen eher restringierten Sprachstil verwenden (BERNSTEIN 1966). Kennzeichen des elaborierten Sprachstils, in dem der Arzt seinem Patienten etwas zu erklären sucht, sind ein für diesen oft nicht nachvollziehbares Abstraktionsniveau, zu differenzierte Formulierungen und auch zu lange Sätze unter anderem. Die Verwendung von Fachtermini und Fremdwörtern durch den Arzt und auf dem Beipackzettel beeinträchtigt die Verständlichkeit zusätzlich in erheblichem Maße. So fanden LEHRL et al. (1980) in einer linguistischen Studie, daß das Wort „Dosis" für viele Patienten „Verpackung in der Dose" bedeutet. Zum Zweck der Erhöhung von Compliance bei Anfallsleiden muß sich der Arzt bei seinenErläuterungen, auch bei denen des Beipackzettels, auf das Sprachniveau seines Patienten einstellen und sollte sich vergewissern, ob dieser ihn verstanden hat.

Von besonderer Bedeutung für eine möglichst weitgehende Übereinstimmung von tatsächlichem und vom Arzt erwarteten Patientenverhalten ist überdies das Vorhandensein einer ausreichenden *Krankheitseinsicht* beim Anfallskranken. Denn nur bei hoher Krankheitseinsicht besteht eine prinzipielle Bereitschaft, den Anordnungen des Arztes und seinen Ratschlägen hinsichtlich der Lebensführung uneingeschränkt zu folgen. Je größer die Krankheitseinsicht, das Krankheitsbewußtsein des Anfallskranken ist, um so eher ist gewährleistet, daß die Medikamente regelmäßig, in der richtigen Menge und langfristig eingenommen werden, um so wahrscheinlicher wird ein Anfallskalender gewissenhaft geführt. Die vom Arzt in ausführlichen und nachdrücklichen Gesprächen zu verstärkende Krankheitseinsicht bezieht sich dann auch auf krankheitsbedingte Änderungen in der Lebensführung, so etwa dic Vermeidung von Handlungen und Situationen, die das Auftreten eines Anfalls begünstigen, wie etwa Alkoholgenuß, zu wenig Schlaf und übermäßige körperliche und seelische Anstrengung. Der Patient muß lernen, mit seiner Behinderung zu leben und unter Anleitung des Arztes seinen Alltag entsprechend den spezifischen Besonderheiten seiner Krankheit zu organisieren. Wichtig ist in diesem Zusammenhang auch eine *Kontrolle des Einnahme – sowie sonstigen Krankheitsverhaltens durch einen oder mehrere Angehörige*. Eine mitverantwortliche Einbeziehung der Familie in den Behandlungsplan erhöht die Compliance-Rate beim Anfallskranken und damit den Behandlungserfolg. Entsprechend erschwerend und das Compliance-Verhalten behindernd wirkt sich eine ablehnende, verständnislose und uninformierte Haltung der Angehörigen aus, so daß man analog auch von dem Erfordernis einer *Angehörigen-Compliance* sprechen kann.

Bei fortbestehender oder wiederaufgenommener *Berufstätigkeit* des Patienten mit Anfallsleiden begünstigt ein *komplizierter Anwendungsmodus* der therapeutischen Mittel das Auftreten von Non-Compliance. Vereinfachungen in dieser Hinsicht sowie persönliche und nachlesbare Unterrichtungen für den Patienten stellen hier eine wertvolle Hilfe dar.

In der Wahrnehmung und Einschätzung durch die soziale Umwelt gelten epileptische Anfälle als besonders bedrohliche und gefürchtete Krankheit. Kenntnisse über heute vorhandene Behandlungs- und

Besserungsmöglichkeiten sind in der Öffentlichkeit nur wenig verbreitet, so daß die zukünftige Entwicklung des Krankheitszustands zumeist als besonders schlecht und vor allem als ungewiß angesehen wird. Das heißt, der Anfallskranke muß bei Bekanntwerden seines Leidens mit negativen Sanktionen aus der sozialen Umwelt rechnen, die bis zur *sozialen Stigmatisierung* – der Patient ist sozial gebrandmarkt, gezeichnet, etikettiert – reichen können und sich nicht selten auch auf die Familie des Patienten ausdehnen. Die berechtigte Angst vor einer solchen Stigmatisierung kann sich dann auf das Compliance-Verhalten durchaus negativ auswirken. Der Patient möchte ja so wenig wie möglich von seiner Behinderung erkennen lassen und durchbricht etwa dringend notwendige Reglementierungen in der Lebensführung, um nicht aufzufallen; er verändert das Einnahmeverhalten von Tabletten je nach der sozialen Situation, in der er sich befindet, um etwaigen Fragen nach dem Sinn und Zweck der Medikation zu entgehen und verschiebt gegebenenfalls auch Besuche bei seinem Arzt.

In jeder menschlichen Gemeinschaft besteht ein Kommunikationsnetz laienhafter Konsultationen über Dinge der Gesundheit und Krankheit. Dieses Laiensystem oder *Laienempfehlungssystem* genannte Netz laienhafter Beratungen nimmt auch Einfluß auf das Befolgen oder Nichtbefolgen ärztlicher Verordnungen. Die vom Arzt ergriffenen Maßnahmen treffen generell auf laienhafte Vorstellungen und werden dementsprechend im Laiensystem – Familie, Freunde, Berufskollegen des Anfallskranken – diskutiert und oft ohne Wissen des Arztes modifiziert. Eine undifferenzierte Desavouierung jeder Art von medikamentöser Therapie, die in der Bevölkerung weit verbreitet ist, ist heute oft Bestandteil der laienhaften Ratschläge und kann für den Anfallskranken verheerende Folgen haben.

In diesem Zusammenhang ist auch die *Laienätiologie* zu nennen, die dann zu konkreten *Behandlungserwartungen* seitens des Patienten führt, wonach etwa geistig-seelische Erkrankungen ausschließlich psychisch begründet seien und nur psychotherapeutisch behandelt werden könnten.

Aber jeder Patient ist nun einmal eingebunden in ein solches Laiensystem, dessen Empfehlungen aufgrund emotionaler Beziehungen und persönlicher Wertschätzungen immer eine hohe Glaubwürdig-

keit besitzen. Der Arzt muß diesen, die Compliance beeinflussenden
Faktor Laiensystem berücksichtigen und gerade bei Langzeitbe-
handlungen dafür Sorge tragen, daß seine Maßnahmen von Seiten
des Laiensystems, d. h. hier vor allem der näheren sozialen Umwelt
des Patienten, Unterstützung erfahren. Auch sollte er dem ätiologischen Bedürfnis des Patienten soweit wissenschaftlich möglich
Rechnung tragen, um das Ausmaß laienhafter Spekulationen und
daraus folgender Irritationen einzuschränken.

Aufgrund unterschiedlicher Persönlichkeitsmerkmale reagiert innerhalb des Laiensystems jeder Patient unterschiedlich auf seine
Krankheit. So zeigt der Patient mit einer geringeren Schul- und Ausbildung eher eine unwissenschaftlich-irrationale Ausrichtung in seinem Krankheits- und Compliance-Verhalten. Diese geht einher mit
einem relativ geringeren Wissen über seine Erkrankung, einem höheren Grad von Vorbehalten gegenüber der medizinischen Versorgung überhaupt und einer ausgeprägten Neigung, im Laiensystem
Beratung zu suchen. Dagegen herrscht bei höherer Schul- und Ausbildung des Patienten eine eher wissenschaftlich-rationale Einstellung vor, die stärker dazu disponiert, den Empfehlungen des sach-
kompetenten Helfers, eben dem Arzt, zu folgen. Je höher der
Erkrankungsgrad und je größer dementsprechend auch der Leidens-
druck bei den verschiedenen Anfallsformen ist, um so eher treten
diese persönlichkeitsbedingten Unterschiede im Compliance-Verhalten in den Hintergrund.

Die Förderung des Zusammenschlusses Betroffener nach dem Muster von Selbsthilfegruppen oder Patientenclubs kann auf dem Wege
gegenseitiger Informierung und sozialer Unterstützung das Compliance-Verhalten auch von Anfallskranken sehr wirkungsvoll verbessern. Diese Organisationsformen bieten Chancen des Modell-
lernens für solche Anfallskranke, denen die Einhaltung des therapeutischen Programms Schwierigkeiten bereitet (LINDEN 1980).
Diese bewußte Krankheitserziehung, verbunden mit dem ständig
möglichen persönlichen Erfahrungsaustausch, wirkt psychisch stabi-
lisierend und erleichtert den Anfallskranken ihre Anpassung an eine
belastend veränderte Lebenssituation.

Der Arzt, dem es nicht oder nicht in vollem Umfang gelingt, das notwendige *Vertrauen* bei seinen anfallskranken Patienten zu wecken,

wird schwerlich mit einer hohen Compliance-Rate rechnen können. Dieses Vertrauen entsteht oft spontan und/oder aufgrund anerkannten Expertentums, es entsteht aber auch und wird weiterhin gefördert durch die Einbeziehung und Berücksichtigung der genannten Faktoren bei der Patientenführung.

Literatur

1. BERGDOLDT H (1982) Verbesserungsmöglichkeiten der Compliance aus der Sicht des Praktikers. In: FISCHER B, LEHRL S (Hrsg) Patienten-Compliance. Studienreihe Boehringer, Mannheim: 157–167
2. BERNSTEIN B (1966) Elaborated and restricted codes: Their origins and some consequences. In: GUMBERZ J, HYMED D (eds) The ethnography of communication. Amer Anthropologist Spec Publication, Teil 2, 6: 55
3. HERMANN U (1979) Medizin-soziologische Analyse der Einflußfaktoren auf „Compliance". Nervenarzt 50: 102–108
4. LEHRL S, CZISKE R, FISCHER B (1981) „Dosis" bedeutet: Verpackung in der Dose. Eine Untersuchung zur Verständlichkeit von Packungsbeilagen. Mod Med 9: 1228–1239
5. LEHRL S (1982) Informationsübermittlung und Compliance. In: FISCHER B, LEHRL S (Hrsg) Patienten-Compliance. Studienreihe Boehringer, Mannheim: 77–92
6. LINDEN M (1980) Compliance und Compliance-Modifikation. In: BRENGELMANN JC (Hrsg) Entwicklung der Verhaltenstherapie in der Praxis. Röttger, München: 281–305

Berufliche Fragen bei Anfallskranken

W. Blumenthal

Auch bei diesem Thema ist Prävention besser als Rehabilitation: Sei es als Prophylaxe oder konsequente Behandlung des Anfallsleidens, um so die Voraussetzungen für die berufliche Eingliederung überhaupt erst zu schaffen – sei es als rechtlich wie psychologisch für den Betroffenen wichtige Hilfestellung des Arztes beim Erhalt des Arbeitsplatzes. Beides verlangt vom Arzt Sachkunde und Einsatz; dies umso mehr, als chronisch Anfallskranke auch heute noch etwa 11 Jahre früher erwerbsunfähig berentet werden als der Durchschnitt (Penin 1979), und die Arbeitslosigkeit erheblich höher liegt So u. Penry 1981). Für diese ungünstige soziale Entwicklung ist das Anfallsleiden bedeutsamer als begleitende körperliche oder neurologische Störungen (Wiesenhütter 1977).

Berufliches Scheitern

Die berufliche Eingliederung scheitert von seiten des Betroffenen offenbar weniger an den Anfällen selbst, sondern an seinen Leistungsschwankungen, psychoorganischen Störungen etwa des Tempos und der Konzentrationsfähigkeit, der manchmal erethisch beeinträchtigten Zuverlässigkeit sowie seinen reaktiven Verhaltensstörungen und der Arbeitsentwöhnung (Lipinski 1979; Penin 1979, 1981, 1982; Thorbecke 1979). Dem steht nicht entgegen, daß nach unseren Erfahrungen auf dem allgemeinen Arbeitsmarkt bei sonst unbeeinträchtigtem Verhalten und Leistungsvermögen langfristig monatlich etwa zwei große Anfälle über den Tag hin toleriert werden, in einer Werkstatt für Behinderte etwa vier. Häufigere psychomotorische Anfälle oder Absencen werden hingenommen, so lange sie nicht zu nachhaltigen Leistungseinbußen führen (Dreyer 1975; Jüul-Jen-

SEN 1963), und der Anfallskranke sich gut am Arbeitsplatz einfügt (KÖNIG u. LUTZKI 1981; PENIN 1981). Therapeutisch sind neben der überwachten Medikation pädagogische Hilfen wie die Stärkung der Selbständigkeit und des Selbstvertrauens zum einem, die Dämpfung unrealistischer Vorstellungen und störender Verhaltensauffälligkeiten zum anderen wichtig. Hier haben auch Patienten- und Angehörigen-(Selbsthilfe-)Gruppen ihren Platz (HEINONEN u. LEHTAVAARA 1980; PENIN 1981; THIMM 1976).

Ansonsten gilt es, die Angehörigen und besonders die Arbeitskollegen und Arbeitgeber über die Besonderheiten des Einzelfalles zu unterrichten und sachkundig in ihrem Vorgehen zu beraten. Wir erfahren immer wieder, wie sich so auch hartnäckige Vorbehalte ausräumen lassen. Nur so dürfte es gelingen, die immer noch nachweisbaren Vorurteile gegen Anfallskranke generell abzubauen (FINKE 1981) und dem einzelnen individuell zu helfen (DREYER 1975; PENIN 1982; SCHWEINGRUBER u. STÄMPFLI 1979; So u. PENRY 1981). Allgemeine Aufklärungsarbeit ist demgegenüber wenig wirksam (FINKE 1981; THIMM 1976).

Die Diskriminierung führt dazu, daß vermutlich nur jeder zweite bis vierte Anfallskranke bei der Einstellung sein Leiden angibt (KLEINSORGE 1982; So u. PENRY 1981). Entgegen verbreiteter Ansicht ist er bei der Einstellung und in der Folgezeit, auch auf Befragen, nur dann auskunfts- und meldepflichtig, wenn er nach Art und Schwere der Erkrankung oder seiner Leistungseinschränkungen für den individuellen Arbeitsplatz nicht oder mit erheblichen Einschränkungen einsetzbar ist; das gilt z. B. in der Regel nicht für eine Schreibtischtätigkeit (SCHÖNBERGER 1980). Auch muß nur die *Tatsache*, nicht die *Ursache* der Anerkennung als Schwerbehinderter angegeben werden.

Aufgaben des Nervenarztes

Etwa ein Drittel der Anfallskranken gilt als Problempatienten, deren Führung die Sachkenntnis des Nervenarztes oder einer der rund 90 Epilepsieambulanzen im Bundesgebiet (DIETRICH et al. 1980) braucht. Es ist ratsam, diese chronischen, eventuell therapieresistenten Leiden von den vielen bei guter Therapieführung (fast) Anfallsfreien zu trennen. Auch müssen diffuse Grands maux und psychomotorische Epilepsien wegen ihrer schlechteren beruflichen Prognose von den Schlaf- oder Aufwachepilepsien und Absencen unterschieden werden (PENIN 1981, 1982): Bei jenen spielt die zu erwartende prozeßhafte Verschlechterung der Leistungsfähigkeit durch zunehmende psychoorganische, reaktive und nicht selten medikamentöse Störungen eine Rolle (PENIN 1982). In den anderen Fällen ist die volle soziale und berufliche Reintegration langfristig in der Regel erreichbar, berufliche Rehabilitationsmaßnahmen werden also nur eine Zwischenlösung anstreben. Bekanntlich ist nach drei Jahren ohne Anfall mit und ohne Medikation bei unverdächtigem

Tabelle 1.
Ärztliche Beurteilung Anfallskranker zur beruflichen Rehabilitation

1. Analyse der Anfallskrankheit		

– Manifestation
  Frequenz,
  Häufung,
  tageszeitliche
  Bindung,
  auslösende
  Faktoren
    z. B. Schlafentzug,
      Belastung,
      Entspannung
	– Anfallsbild
	  Form, -wechsel,
	  Aura,
	  Grad der
	  Bewußtseins-
	  störung
		– Ätiologie
		– Medikation
		– Compliance
		– Tätigkeitsmerk-
		  male
		– Sozialanamnese
		– psychiatrisch-
		  neuropsycholo-
		  gischer Befund
		– Komplikationen
		– Prognose

2. Medizinisches Rehabilitationsverfahren (wenn nötig)		
– Umstellung der Medikation – Beschäftigungs- und Arbeitstherapie – Belastungserprobung		
3. Ärztliche Beurteilung		

– Ausschlußkriterien; negatives Leistungsbild des Kranken,
                Risiken am individuellen Arbeitsplatz und auf dem
                Weg
– Fähigkeitsprofil; positives Leistungsbild des Kranken		

EEG und Fehlen psychischer Störungen auch die private Nutzung eines Kraftfahrzeuges wieder möglich (Bundesminister für Verkehr 1979).

Das ärztliche Urteil über die berufliche Einsatzfähigkeit eines Anfallskranken ist besonders verantwortungsvoll. Leider ermitteln die fachkundigen Gutachter die Gegebenheiten am individuellen Arbeitsplatz oft nicht genau, und die betriebskundigen Kollegen sind mit den unterschiedlichen Risiken und Verlaufsformen der Anfallsleiden zu wenig vertraut (KÖNIG u. LUTZKI 1981; PENIN 1982; SCHMID 1975); unberechtigte Pauschalurteile liegen dann nahe.

Für die erwünschte individuelle Beurteilung ist eine Reihe von Erhebungen nötig (Tabelle 1). Hierzu gehört neben der genauen Analyse des Anfallsleidens, speziell der Manifestationsbedingungen, die Einschätzung des geistig-seelischen Potentials. Im Zweifelsfall empfiehlt es sich, zunächst ein medizinisches Rehabilitationsverfahren – auch zur besseren Einstellung des Anfallsleidens möglich – einzuleiten, um durch längere klinische Beobachtung sowie Beschäftigungs- und Arbeitstherapie im Rahmen einer Belastungserprobung die ausschließenden Kriterien wie die langfristig verfügbare Leistungsfähigkeit zuverlässig zu erkennen (BLUMENTHAL u. KOCH 1981; KOCH u. BLUMENTHAL 1981; SCHMID 1975). Anhaltspunkte können auch einschlägige Übersichten vermitteln (BEHR et al. 1977; DREYER 1975; MASUHR 1978; PENIN 1982).

Berufliche Rehabilitation

Probleme der beruflichen Eingliederung werden erst danach und in mehreren Schritten aufgegriffen (Tabelle 2). Bei der Eignungsuntersuchung und Berufsberatung des Arbeitsamtes werden fundierte fachärztliche Voruntersuchungen stets gern berücksichtigt werden. – Wenn irgend möglich, ist bei Erwachsenen die unmittelbare Eingliederung in den Betrieb anzustreben. Das gilt sowohl für die zunehmend schwieriger gewordenen Neuvermittlungen, eventuell mit einer Probestrecke zu Lasten des Arbeitsamtes, wie erst recht für ein bestehendes Arbeitsverhältnis. Umsetzungen an weniger gefährdete oder technisch abgesicherte Arbeitsplätze und sonstige Erleichterungen wie das Vermeiden von Publikumsverkehr sind häufig möglich. Auch innerbetriebliche Umschulungen mit normaler Ausbildungsdauer sind manchmal sinnvoll.

Die eigentliche Umschulung in Berufsförderungswerken hingegen kommt für viele erwachsene Anfallskranke nicht in Betracht. Ihre Leistungsschwankungen und die häufige psychomotorische Verlangsamung hindern sie, sich in etwa 18 Monaten theoretisch wie praktisch ein neues Berufsfeld anzueignen. Mangelnde Neigung für kaufmännisch-verwaltende Berufe und Vorbehalte wegen absehbar eingeschränkter Einsatzfähigkeit in technischen Berufen treten oft hinzu. Immerhin bemüht man sich, die übliche Beschränkung auf kaufmännisch-verwaltende Berufsrichtungen in einigen Ausbildungsstätten auszuweiten (Tabelle 3). Dabei ist für Jugendliche die

Tabelle 2. Maßnahmen beruflicher Rehabilitation bei Anfallskranken

(Fachärztliche Beurteilung des Anfallskranken)			
Phasen		Maßnahmen *im Arbeitsamt*	
1. Beratung		Eignungsuntersuchung (ärztlich, psychologisch) Berufsberatung	
2. Training	*im Betrieb* Arbeitserprobung	*in Rehabilitations- einrichtung* Berufsfindungs- maßnahme oder Vorförderung Jugendliche: 3–6 Monate Berufserfahrene: 4–8 Wochen	*in Werkstatt f. Behinderte* Förder- lehrgang
3. Ausbildung	Erstausbildung (Umschulung)	Erstausbildung Umschulung	Förder- lehrgang
4. Arbeit	Umsetzung Anlerntätigkeit (alte Tätigkeit) Eingliederungshilfe technische Hilfen		geschützter Arbeitsplatz Beschäftigung

Tabelle 3. Für die Ausbildung/Umschulung Anfallskranker geeignete Berufe

Für die Ausbildung/Umschulung Anfallskranker geeignete Berufe	
in der Regel	nur in besonderen Fällen
alle kaufmännisch-verwaltenden, u. a. Büropraktiker[1,2] Bürokaufmann[1,2] Industriekaufmann[1,2] Datenverarbeitungskaufmann[1,2] Verwaltungsangestellter	
technisch-handwerkliche Bauzeichner technischer Zeichner[1,2] Teilkonstrukteur[2] Maschinenbautechniker[2] (Fachricht. Konstruktion, Arbeitsvorbereitung) Güteprüfer[2]	Feinwerkmechaniker[1,2] Nachrichtengerätemechaniker[1,2] Funkelektroniker[1,2] Informationselektroniker[1,2] Feingeräteelektroniker[2]

[1] vor allem in Berufsbildungswerken
[2] auch in einigen Berufsförderungswerken

zeitlich und inhaltlich elastische Erstausbildung in Berufsbildungswerken nicht selten von Vorteil (BEHR et al. 1977). Die Werkstatt für Behinderte führt kaum einmal zur beruflichen Reintegration auf dem allgemeinen Arbeitsmarkt, spielt aber als Dauerarbeitsplatz besonders für jugendliche Anfallskranke eine wichtige Rolle.

Der geeignete Arbeitsplatz

Nach § 36 Abs. 1 der Allgemeinen Unfallverhütungsvorschriften dürfen „gefährliche Arbeiten … nur … geeigneten Personen … übertragen werden". Bei Anfallskranken besteht je nach Ausprägung des Leidens zwischen ihrer Eignung und den für sie im Einzelfall gefährlichen Arbeiten eine Wechselbeziehung. Starre Regeln und Aussagen über die Eignung sind deshalb nicht möglich. Beim Vorliegen einer reinen Schlafepilepsie etwa ist rechtlich mit Ausnahme der Berufskraftfahrt und besonders gefährdender Steuer- und

170

Überwachungstätigkeiten ein unbeschränkter Arbeitseinsatz möglich, solange sich der Anfallsrhythmus nicht ändert (SCHÖNBERGER 1980). Wenn ein Anfallskranker sich ohne große Bedenken den Risiken des Alltags aussetzen darf, ist er auch für einen Arbeitsplatz mit gleichartigen Risiken geeignet. Es gibt daher nur ungeeignete Arbeitsplätze, aber grundsätzlich fast keine ungeeigneten Berufe (JANZ 1979; PENIN 1982). Dabei lassen sich die Risiken in drei unterschiedlich gewichtige Klassen einteilen (Tabelle 4).

Die Gefährdung hängt immer von den Umständen am einzelnen Platz ab. Die Abwägung der Interessen und Risiken erfordert Absprachen zwischen Arzt, Betrieb und Sicherheitsberater der Berufsgenossenschaft. Dabei sind sowohl die Toleranzschwelle der Mitarbeiter und wirtschaftliche Schadensrisiken, etwa bei EDV-Arbeiten, wie auch die Selbst- und Fremdgefährdung gleichermaßen zu berücksichtigen. Häufig lassen sich Gefahrenpunkte durch technische

Tabelle 4. Berufliche Einschränkungen für Anfallskranke

nicht geeignet	in der Regel nicht zumutbar	häufig Bedenken bei
Berufskraftfahrt	Nachtschicht	Hitze[2]
Absturzgefahr	Akkordarbeit	Kälte[2]
offenes Wasser	Einzel-	Lärm
offenes Feuer	Gruppen-	Überdruck[2]
Starkstrom		sonstige Überwachungs-
ungeschützte		u. Steuertätigkeit[2]
Maschinen,[1]		optokinetischen Reizen
die rotieren,		Wechselschicht
zerkleinern oder		(früh/spät)
verformen		Publikumsverkehr/
Überwachungs- und		Unterricht
Steuertätigkeit mit		langem Arbeitsweg
Gefährdung anderer		
(z. B. Kran,		
Stellwerk)		

[1] häufig technische Schutzvorrichtung möglich (Sicherheitsingenieure; technische Berater, überörtliche Sozialhilfe)

[2] z. B. bei Vorsorgeuntersuchungen (vgl. Berufgenossenschaftliche Grundsätze 1981)

Hilfen entschärfen, z. B. Lichtschranken oder Zwangsschaltungen an Schutzhauben. Einige weitere Tätigkeiten sind wegen der zeitlichen Bindung der Anfälle oder der vegetativen Anpassungsstörungen Anfallskranker in der Regel oder im Einzelfall nicht zuträglich. Befürchtungen vieler Arbeitgeber, sie würden bei einem Unfall im Anfall trotz vorheriger Abstimmung regreßpflichtig, sind gegenstandslos: Es würde sich um einen Unfall aus innerer Ursache handeln (Penin 1982; Schönberger 1980).

Schlußbemerkung

1. Die Berufstätigkeit wie die vergleichsweise frühe Berentung chronisch Anfallskranker hängen, außer von konjunkturellen und strukturellen Problemen des Arbeitsmarktes, von vier wesentlichen Komponenten ab. Zwei liegen im Anfallskranken selbst:
   a) Vorrangig sein Verhalten, die psychoorganisch bedingten und reaktiven Leistungseinschränkungen.
   b) Frequenz, Form und tageszeitliche Bindung der Anfälle.
   Die beiden anderen liegen in der Umwelt:
   c) Generelle Einstellung und individuelle Reaktion der Bezugspersonen, speziell der Arbeitgeber und Kollegen.
   d) Gefährdende Umstände am Arbeitsplatz und auf dem Weg dorthin.
2. Die berufliche Rehabilitation in besonderen Einrichtungen ist für erwachsene Anfallskranke selten geeignet, häufiger für Jugendliche. Das gilt auch für Werkstätten für Behinderte.
3. Die Betonung liegt auf dem Erhalt des Arbeitsverhältnisses, oder der betrieblichen Eingliederung, nach sorgfältiger Ermittlung und unter konsequenter Ausnutzung der individuellen Leistungsbedingungen. Bei der Vielfalt der Anfallsmanifestationen und der Bedingungen am einzelnen Arbeitsplatz gibt es nur wenige generell ungeeignete Berufe; viele auch technisch-industrielle Tätigkeiten sind auf angepaßten Arbeitsplätzen möglich.
4. Der informierte und engagierte Arzt, besonders der Nervenarzt, hat aufklärend – steuernd – intervenierend auch bei beruflichen Fragen Anfallskranker eine Schlüsselfunktion.

Literatur

1. BEHR H, DREYER R, FREUDENBERG D, HALLEN O, JANZ D, MATTHES A, RÖTTGEN P, STOLLREITER L (Bearb.) (1977) Die epileptischen Anfallskrankheiten – ein Leitfaden für Erzieher, Fürsorger, Arbeits- und Berufsberater. Deutsche Sektion d. Internationalen Liga gegen Epilepsie, Kehl – Kork

2. Berufsgenossenschaftliche Grundsätze für arbeitsmedizinische Vorsorgeuntersuchungen 2. Aufl. Gentner, Stuttgart (1981)

3. BLUMENTHAL W, KOCH M (1981) Leistungsbewertung und Wiedereingliederung Behinderter. Rehabilitation (Stuttg) 20: 8–12

4. Bundesminister für Verkehr (Hrsg) (1979) Krankheit und Kraftverkehr. Gutachten des gemeinsamen Beirats für Verkehrsmedizin. BM Verkehr, Bonn

5. DIETERICH E, DOOSE H, SPARTY L (1980) Einrichtungen zur Betreuung und Förderung von Anfallskranken. Deutsche Sektion d. Internationalen Liga gegen Epilepsie, Kehl – Kork

6. DREYER R (1975) Rehabilitation von Anfallskranken. In: JOCHHEIM K-A, SCHOLZ JF (Hrsg) Rehabilitation Bd. 3. Thieme, Stuttgart, S 157–180

7. FINKE M (1981) Die Einstellung der Bevölkerung der Bundesrepublik Deutschland zur Epilepsie. Umfrageergebnisse 1967–1978. Nervenarzt 52: 581–584

8. HEINONEN A, LEHTAVAARA R (1980) Rehabilitation in epilepsy. A follow-up-study. Monogr. neurol Sci Vol 5, Karger, Basel, S 277–279

9. JANZ D (1979) Epilepsie als gesundheitspolitische Aufgabe. In: SCHOLZ JF (Hrsg) Rehabilitation als Schlüssel zum Dauerarbeitsplatz. Springer, Berlin Heidelberg New York, S 413–416

10. JÜÜL-JENSEN P (1963) Epilepsy, a clinical and social analysis of 1020 adult patients with epileptic seizures. Acta Neurol Scand 40 (Suppl): 1–148

11. KLEINSORGE H (1982) Einsatzmöglichkeiten Anfallskranker in der chemischen Industrie. In: FLIEDNER TM (Hrsg) Kombinierte Belastungen am Arbeitsplatz. Gentner, Stuttgart, S 293–297

12. KOCH M, BLUMENTHAL W (1981) Bedingungen und Ergebnisse der medizinisch-sozialen Rehabilitation im Rehabilitationszentrum der Universität zu Köln. Rehabilitation (Stuttg) 20: 13–16

13. KÖNIG K, LUTZKI P (1981) Zur Problematik der beruflichen Eingliederung von Epileptikern. Z ges Hyg 27: 144–147

14. LIPINSKI CG (1979) Jugendliche Anfallskranke in der Ausbildung – Erfahrungen und Möglichkeiten im Berufsbildungswerk. In: SCHOLZ JF (Hrsg) Rehabilitation als Schlüssel zum Dauerarbeitsplatz. Springer, Berlin Heidelberg New York, S 419–423

15. MASUHR KF (1978) Hinweise für Beratungsdienste zur Rehabilitation Behinderter. Blatt 6: Beratung von Epilepsiekranken. Rehabilitation (Stuttg) 17: IX–XV

16. PENIN H (1979) Die Prognose der Erwerbs- und Berufsfähigkeit bei Anfallskranken. In: SCHOLZ JF (Hrsg) Rehabilitation als Schlüssel zum Dauerarbeitsplatz. Springer, Berlin Heidelberg New York, S 427–431
17. PENIN H (1981) Rehabilitationsprognose der Berufstätigen mit Epilepsie. In: REMSCHMIDT H, RENTZ R, JUNGMANN J (Hrsg) Epilepsie 1980. Thieme, Stuttgart, S 1–9
18. PENIN H (1982) Begutachtung bei Epilepsie. Akt Neurol 9: 98–104
19. SCHMID B (1975) Zur Beurteilung des beruflichen Leistungsvermögens im Heilverfahren. Rehabilitation (Stuttg) 14: 100–112
20. SCHÖNBERGER A – Bearb. MEHRTENS G (1980) Arbeitsunfall und Berufskrankheit. Rechtliche und Medizinische Grundlagen für Gutachter, Sozialverwaltung und Gerichte. Schmidt, Berlin, S 225–238
21. SCHWEINGRUBER R, STÄMPFLI K (1979) Die Eingliederung Epilepsiekranker. Ther Umschau 36: 95–98
22. SO E, PENRY JK (1981) Epilepsy in adults. Ann Neurol 9: 3–16
23. STOLLREITER L (1977) Soziale Probleme bei jugendlichen und erwachsenen Epileptikern. In: BEHR H, DREYER R, FREUDENBERG D, HALLEN O, JANZ D, MATHES A, RÖTTGEN P, STOLLREITER L (Bearb.) Die epileptischen Anfallskrankheiten – ein Leitfaden für Erzieher, Fürsorger, Arbeits- und Berufsberater. S. 79–103. Deutsche Sektion d. Internationalen Liga gegen Epilepsie, Kehl – Kork
24. THIMM W (1976) Einstellungen zu Behinderten und Möglichkeiten der Änderung von Einstellungen. Rehabilitation (Stuttg) 15: 1–11
25. THORBECKE R (1979) Anlässe für Maßnahmen der beruflichen Rehabilitation bei Patienten mit Epilepsie. In: SCHOLZ JF (Hrsg) Rehabilitation als Schlüssel zum Dauerarbeitsplatz. Springer, Berlin Heidelberg New York S 423–427
26. WIESENHÜTTER E (1977) Hirnversehrtheit – Persönlichkeit – Gesellschaft. Ergebnisse ärztlicher Nachsorge unter besonderer Berücksichtigung der Epilepsie. Medizinische Psychologie/Vandenhoeck & Ruprecht, Göttingen.

Rechtliche Besonderheiten bei Anfallskranken

H.-B. Wuermeling

Auf 3 Problemkreise möchte ich mich beschränken, es soll hier kein Handbuchartikel über Recht bei Epileptikern vorgelegt werden.
Zunächst sei kurz auf die straf- und zivilrechtliche Zurechnungsfähigkeit bei Epileptikern eingegangen. Danach will ich etwas ausführlicher den Komplex Fahrerlaubnis behandeln, weil er sehr wichtig ist. Der dritte Problemkreis betont sozialrechtliche Aspekte, insbesondere Unfallversicherungsschutz und versicherungsrechtliche Auswirkungen von Unfällen.

Die Zurechnungsfähigkeit

Im Anfall ist der Kranke im rechtlichen Sinne überhaupt nicht handlungsfähig, dies wirft Probleme der Zurechnungsfähigkeit daher überhaupt nicht auf.
In der Aura, die Sekunden dauert, werden selten Straftaten oder andere rechtsrelevante Handlungen begangen. Sollte das einmal der Fall sein, so wären die Voraussetzungen für eine Nicht-Zurechnung in aller Regel gegeben.
In der präepileptischen Verstimmungsphase, von der wir ja annehmen, daß sie Stunden bis Tage gehen kann, sind keine *wesentlichen* Einschränkungen der Zurechnungsfähigkeit zu erwarten, dagegen in der postepileptischen Bewußtseinstrübung auf jeden Fall: In dieser Zeit ist ja auch mit gelegentlichen Aggressionshandlungen zu rechnen, die zu den exkulpierbaren gehören.
Von besonderer Bedeutung und diagnostischer Schwierigkeit ist der postepileptische Dämmerzustand, der über Minuten, Stunden, Tage, in einzelnen Fällen sogar über Wochen gehen soll, in denen sich die Patienten wie in produktiv ausgestalteten Psychosen verhalten. Hier

liegt ebenfalls Exkulpierbarkeit vor. Die Schwierigkeit liegt nicht in der rechtlichen Beurteilung, sondern darin, solche postepileptischen Dämmerzustände, in denen sich die Patienten zumindest für den Laien ja sonst verhältnismäßig unauffällig verhalten, zu diagnostizieren.

Im freien Intervall ist der Epileptiker, soweit er nur unter Anfällen leidet, wie ein normaler Mensch zu beurteilen. Das große Aber stellen die Wesensänderung und heutzutage die Folgen der Therapie dar und – natürlich weiterreichend noch – die eigentlichen hirnorganischen Ursachen der Epilepsie. Hier ist ein weites Feld für die forensische Psychiatrie gegeben.

Entgegen früherer Annahmen ist der Anfallskranke nicht krimineller als der Durchschnittsmensch und – was ganz besonders wichtig ist: Es gibt keine spezifische Kriminalität des Epileptikers.

Diese Feststellung muß über ihre unmittelbare rechtliche Bedeutung hinaus sowohl dem Kranken als auch seinen Angehörigen als auch der Öffentlichkeit immer wieder eingeprägt werden, denn sie hilft mit, die sozialen Barrieren gegen die Integration des Anfallskranken abzubauen. Auf der anderen Seite können wir allerdings die Folgen der Wesensänderung des Epileptikers und besonders die Folgen seines Alkoholmißbrauchs, wenn ein solcher vorliegt, nicht verschweigen oder bagatellisieren.

Die Fahrerlaubnis

Die Frage der Fahrerlaubnis bedarf eingehender Erörterung, sie wird fälschlich nur unter dem Gesichtspunkt des Statussymbols besprochen. Die Fahrerlaubnis ist heute viel mehr: Angesichts unserer fast vollständig auf das private Kraftfahrzeug ausgerichteten Strukturen ist die Fahrerlaubnis lebensnotwendig geworden. Nicht nur die Mobilität für die Berufsarbeit, sondern auch die Mobilität für den Einkauf, für den Behördenverkehr, für die Unterhaltung ist für die meisten Menschen ohne Kraftfahrzeug nicht mehr ausreichend gegeben. Die Anforderungen an die Leistungsfähigkeit und Sicherheit des Kraftfahrzeugführers einerseits und der Mobilitätsanspruch des einzelnen Kranken andererseits sind nur schwer miteinander vereinbar. Die Beurteilung dieser Problematik wird beherrscht durch Richtlinien, die bei uns schon auf eine sehr lange Geschichte zurückgehen: Die ersten Richtlinien für Kraftfahrzeuglenker wurden in Deutschland bereits vor dem 1. Weltkrieg erlassen. Von praktischer Bedeutung für uns sind die Empfehlungen, die in der Westeuropäischen Union, der Vorgängerin des Gemeinsamen Marktes, 1956 erlassen worden sind. Dann gab es Empfehlungen der Deutschen Sektion der Internationalen Liga gegen Epilepsie, die 1967 herausgekommen und bis heute gültig und maßgeblich sind. Auf diesen Empfehlungen beruht wesentlich das Gutachten des gemeinsamen Beirates für Verkehrsmedizin beim Bundesminister für Verkehr und beim Bundesminister für Jugend, Familie und Gesundheit (1973).

Auf diese Empfehlungen geht schließlich alles zurück, was an Gutachten in dieser Beziehung heute erstellt wird.

Der Grundsatz, der darin enthalten ist, lautet: Wer unter epileptischen Anfällen oder anderen anfallsartig auftretenden Bewußtseinsstörungen leidet, ist zum Führen von Kraftfahrzeugen aller Klassen ungeeignet. Die weiteren Ausführungen beziehen sich dann auf Fälle, in denen man meinte, Ausnahmen machen zu können, etwa bei tageszeitlichen Bindungen, regelmäßigen Prodromi. Jackson-Anfälle mit regelmäßig auftretenden Prodromi sollen dagegen eine Eignung zum Führen eines Kraftfahrzeuges ausschließen. Auch sei eine Eignung nicht gegeben bei nicht-epileptischen Anfällen mit akuter Beeinträchtigung des Bewußtseins oder der Motorik wie narkoleptischen Zuständen, affektivem Tonusverlust und ähnlichen Erscheinungen. Nach einem einmaligen Anfall könne die Eignung zum Führen von Kraftfahrzeugen nur dann angenommen werden, wenn nach eingehender klinischer Untersuchung davon auszugehen sei, daß es sich mit überwiegender Wahrscheinlichkeit um ein einmaliges Ereignis gehandelt habe, das unter besonderen Umständen aufgetreten sei.

Die Eignung zum Führen von Kraftfahrzeugen der Klasse 2, also von Lastwagen, sowie von Fahrzeugen, die der Fahrgastbeförderung dienen, bleibt nach mehreren epileptischen Anfällen stets und auf Dauer ausgeschlossen.

Im übrigen ist in diesen Richtlinien verlangt worden, daß das Gutachten eindeutige Ausführungen dazu enthalten muß, warum im Einzelfall die Gefährdung nicht mehr oder fast nicht mehr gegeben ist. Es ist also dem einzelnen Führerscheinbewerber aufgegeben, mit seinem Gutachten den Nachweis zu führen, daß bei ihm trotz vorausgegangener epileptischer Anamnese die Eignung noch besteht. Ihm obliegt die Beweispflicht. Es wird dann gesagt, daß grundsätzlich eine Begutachtung nur unter den folgenden Voraussetzungen erwogen werden kann. (Die folgenden Voraussetzungen bedeuten also nicht, daß der Kranke wieder fahren darf, sondern die Beurteilung der Fahreignung kann überhaupt erst erfolgen, wenn diese drei Voraussetzungen vorliegen):

1. Der Fahrerlaubnis-Inhaber oder -Bewerber muß mindestens 3 Jahre anfallsfrei bzw. frei von epileptischen Reaktionen gewesen sein;
2. 3 Kontrollen des EEG's in je 4-wöchigen Abständen müssen negativ verlaufen sein;
3. es darf – und das ist ein Punkt, worauf es bei der Beurteilung jetzt weiter ankommt – keine zentralnervöse Nebenwirkung der zur Therapie benutzten Mittel erkennbar sein, es dürfen weiter keine die Fahreignung ausschließende hirnorganische Veränderungen vorliegen, und Kontrolluntersuchungen müssen zur Auflage gemacht werden.

Wir sehen also hier ein ganzes System von Vorschriften und Barrieren, die vor dem Epileptiker aufgerichtet werden, der seine Fahrerlaubnis begehrt oder wieder begehrt.

Ganz anders als diese theoretischen Richtlinien und Grundsätze, an die sich die Verwaltungsgerichte und auch die medizinisch-psychologischen Untersuchungsstellen zu halten haben, sieht die Praxis aus. Sicher kennen viele die Untersuchungen von RITTER (1980) aus Göttingen, der an einem großen Kollektiv von von ihm behandelten Anfallskranken festgestellt hat, daß etwa die Hälfte von ihnen den Führerschein besitzt, und daß von diesen wiederum die meisten den Führerschein erhalten haben, nachdem die Erkrankung aufgetreten ist, d. h. sie haben in ihrem Fragebogen, den sie beim Antrag für ihren Führerschein abgegeben haben, nicht ausgefüllt oder nicht angegeben, daß sie an Epilepsie leiden. Das Zweite, das RITTER festgestellt hat, ist, daß die Unfallhäufigkeit der Anfallskranken die der übrigen Verkehrsteilnehmer nur geringfügig überstiegen hat. Die Untersuchungen stammen aus dem Jahre 1974, RITTER ist es damals noch gelungen, die Angaben aus dem Verkehrszentralregister Flensburg zu bekommen. Heute wäre das wegen der Vorschriften über den Datenschutz wahrscheinlich schon gar nicht mehr möglich. Das Interessanteste aber, was RITTER anhand seiner Zahlen aufdeckt, ist die Tatsache, daß dieses geringfügige Übersteigen der Unfallhäufigkeit gegenüber dem allgemeinen Durchschnitt, das die von ihm untersuchten Epileptiker aufgewiesen haben, auf eine kleine Risikogruppe unter diesen Epileptiker zurückgeht, die gekennzeichnet ist durch hirnorganische Wesensveränderung, durch schlechtes Therapieverhalten (mangelnde Compliance würden wir heute sagen), durch rezidiverenden Alkoholabusus und durch soziale Anpassungsmängel, wobei diese Erscheinungen sowohl einzeln wie auch kombiniert in dieser Gruppe vorhanden sind.

Es ist also ein kleiner Teil der Epileptiker, der tatsächlich gegenüber der Durchschnittsbevölkerung eine deutliche Gefährdung für sich und Gefahr für andere aufweist. RITTER hält diese Risikogruppe für erkennbar und abgrenzbar und er fügt meines Erachtens damit einen ganz wichtigen Grundstein in eine Basis ein, von der aus die Führerscheinfrage für die Anfallskranken vielleicht einmal toleranter beurteilbar sein wird.

In jedem Falle wird aber dem Arzt eine schwierige Aufgabe gestellt, denn die Begutachtung muß die Faktoren Zuverlässigkeit der Medikation, Zuverlässigkeit der regelmäßigen Lebensführung und Zuverlässigkeit der Einhaltung des Alkoholverbotes prognostisch mit einbeziehen. Auf diese Weise steht der Arzt vor der Notwendigkeit, eine wertende oder quasi wertende Beurteilung des Patienten vorzunehmen und sozusagen eine quasi richterliche Funktion zu übernehmen, gegen die er sich sonst immer und sicher zu Recht gewehrt hat.

Die Führerscheinangelegenheit hat nun aber auch noch eine arztrechtliche Seite, die insbesondere in der Öffentlichkeit immer wieder heftig diskutiert wird. Man ist der Meinung, daß, wenn ein Arzt eine Epilepsie feststellt, er diese Diagnose der Führerscheinbehörde zu melden hat, damit der Epileptiker, der schlimme, gefährliche, aus dem Verkehr gezogen wird. Die meisten Laien sind der Meinung, daß dem Arzt eine solche Meldepflicht obliegt.

Eine solche Meldepflicht gibt es aber in gar keiner Form, nicht einmal für die schlimmsten und schwierigsten Fälle. Selbst wenn ein Lufthansapilot in die Praxis kommt und bei ihm eine Epilepsie festgestellt wird, ist der Arzt nicht verpflichtet, irgend jemandem außer dem Piloten selbst davon Mitteilung zu machen.

Auf der anderen Seite ist der Arzt aber aus dem Arzt-Patienten-Vertrag verpflichtet, den Patienten über sein Leiden aufzuklären, insbesondere auch über die Gefahren aufzuklären, denen er sich und andere damit aussetzt. Dieser Aufklärungspflicht, so heißt es in der medizinischen Literatur, komme man zur Genüge nach, wenn man die Aufklärung mündlich und eindringlich vollzieht und sich darüber Aufzeichnungen mache.

Ich bin dieser Auffassung nicht. Ich meine, daß man sich diese Aufklärung vom Patienten durchaus – und zwar schriftlich – bestätigen lassen sollte, schon deswegen, um ihr das nötige Gewicht zu verleihen und dem Patienten sagen zu können: ‚Die Verantwortung ist von mir, dem Arzt, jetzt ganz genommen, und sie ist vollständig auf Dich, der Du hier der Betroffene bist, übergegangen, Du hast von mir gesagt bekommen, daß Du den allgemeinen Vorschriften entsprechend nicht fahrtauglich bist, Du mußt die Konsequenzen daraus ziehen, d. h. die strafrechtlichen Konsequenzen: Wenn Dir nämlich ein Unfall unterläuft, der auf einen epileptischen Anfall zurückzuführen ist, dann ist das für Dich keine Entschuldigung, sondern im Gegenteil eine Erschwerung, denn Du übertrittst das Verbot des Fahrens in einem fahruntauglichen Zustand.‘

Man muß dem Patienten darüberhinaus klar machen, daß er nicht nur ein strafrechtliches, sondern auch ein zivilrechtliches Risiko eingeht: Seine Haftpflichtversicherung ist zwar verpflichtet, den Schaden, den er einem anderen bei einem Unfall im epileptischen Anfall zufügt, zu ersetzen; aber seine Haftpflichtversicherung hat ein Rückgriffsrecht auf ihn, genauso als wenn er ohne Fahrerlaubnis gefahren wäre. Fälle dieser Art sind bisher nicht bekannt geworden, sind daher auch nicht abgeurteilt worden. Das liegt daran, daß die Nachweisbarkeit des subjektiven Tatbestandes im allgemeinen nicht gegeben ist. Dennoch sollte man den Patienten auf den Ernst der gesamten Situation hinweisen.

Sozialrecht

Der dritte Bereich ist der sozialrechtliche, und hier sollen einige Zahlen angeführt werden, die meines Erachtens von großem Interesse sind. Im Jahre 1933 betrug das Durchschnittsalter der vorzeitig invalidisierten Arbeitnehmer im Deutschen Reich 53 Jahre. Das Durchschnittslater der wegen Epilepsie vorzeitig Invalidisierten betrug im gleichen Jahre 34 Jahre, also etwa 19 Jahre weniger als bei den anderen Frühinvalidisierten.

Im Jahre 1972, dies ist das letzte Jahr, über das Zahlen vorliegen, betrug das Durchschnittsalter der Frühinvalidisierten 56 Jahre, es war also um 3 Jahre angestiegen und das Durchschnittsalter der wegen Epilepsie frühzeitig Invalidisierten betrug bereits 45 Jahre, der Unterschied betrug also nur noch 11 Jahre gegenüber 19 Jahren früher. Man kann daraus entnehmen, daß die Therapie der Epilepsie – einen anderen Faktor wissen wir nicht – in diesen Jahren zwischen 1933 und 1972 so verbessert worden ist, daß die Lebensarbeitszeit des Epileptikers und damit seine gesellschaftliche Integration um 11 Jahre verlängert worden ist. Wenn man aber dazu erfährt, daß bei den Rentenantragstellern wegen einer Epilepsie im Jahre 1972 nahezu die Hälfte wegen ihrer Epilepsie überhaupt noch nie behandelt worden waren (45% unbehandelte) und daß nach den Gesichtspunkten des Jahres 1972 weitere 40% als ungenügend behandelt angesehen worden sind, dann mag man aus diesen Zahlen entnehmen, daß

1. in der Zwischenzeit eine weitere Verbesserung der Therapie eingetreten sein dürfte, und
2. daß eine weitere Verbesserung dieser Zahlen noch zu erwarten ist.

Die sozialrechtliche Behandlung des Epileptikers bestand früher in der Berentung, und, wenn es ganz schlimm kam, in der Asylierung. Heute ist die Frühinvalidisierung weit aufgeschoben und weiter aufschiebbar. Voraussetzung aber ist, daß Arbeitsplätze vorhanden sind. Für die Schaffung von Arbeitsplätzen und die Integration der Kranken hat die Internationale Liga gegen Epilepsie mit ihrer Deutschen Sektion eine ganze Menge getan, ich darf nur an jene Leitsätze und Richtlinien erinnern, die sie für die Aufnahme von Anfallskranken

in den Beamtenstand angegeben hat (1972). Darin heißt es: Epileptische Anfallskranke generell von der Beamtenlaufbahn im Staats-
oder Kommunaldienst auszuschließen, sei aus medizinischen Gründen nicht mehr gerechtfertigt. Jeder Bewerber für die Beamtenlaufbahn mit abgelaufener oder noch bestehender Epilepsie sei individuell auf seine Eignung zu prüfen. Dagegen seien Anfallskranke
auch nach erfolgreicher Behandlung in keinem Falle für eine Tätigkeit in einer Beamtenlaufbahn geeignet, in der sie für das Leben und
die Gesundheit der Allgemeinheit direkt verantwortlich seien. Darunter versteht man Personen, die beispielsweise in Verkehrsbetrieben eingesetzt sind. Entsprechend den Unfallverhütungsvorschriften
seien Epileptiker nur für Positionen geeignet, an denen ein möglicher epileptischer Anfall zu keiner Gefährdung des Beamten oder
Dritter führen kann. (Gemeint sind damit Bürodienste.) Hier war die
Liga gegen die Epilepsie leider etwas rückschrittlich, denn hier muß
man die Unfallverhütungsvorschriften – jedenfalls in der alten Fassung – etwas genauer studieren, dann kommt man noch etwas weiter. Es ist nämlich nicht so, daß die Unfallverhütungsvorschriften in
alter Fassung verlangen, daß der Arbeitnehmer nur dort arbeiten
darf, wo ein epileptischer Anfall keine Gefährdung seiner selbst oder
anderer herbeiführt, dann dürfte nämlich ein Epileptiker nirgendwo
mehr arbeiten, und das würde zum Verschweigen der Epilepsie führen. Man muß die Unfallverhütungsvorschrift genauer betrachten,
die nämlich realistisch und meiner Ansicht nach angemessen ist. Es
heißt darin (§ 17 allgem. Bestimmungen der Unfallverhütungsvorschrift alter Fassung): „Versicherte, die an Ohnmachtsanfällen,
Krampfanfällen, Fallsucht oder Schwindelanfällen usw. derart leiden, daß sie dadurch bei gewissen Arbeiten einer außergewöhnlichen Gefahr ausgesetzt sind oder Mitarbeiter gefährden können,
dürfen mit solchen Arbeiten nicht beschäftigt werden."
In der Interpretation dieser Vorschrift stellen wir fest: Nur der *außergewöhnlichen* Gefahr soll der Anfallskranke nicht ausgesetzt werden, ein Gefahrenrisiko wie im täglichen Leben kann dagegen in
Kauf genommen werden. Der Arbeitsplatz darf nicht mit größeren
als mit den alltäglichen Risiken belastet sein. Wenn ein Anfallskranker Treppen steigen muß bei seiner Tätigkeit, so ist das ein alltägliches Risiko und kein besonderes, kein außergewöhnliches Risiko.

Entscheidend für die Frage, ob nun ein solches außergewöhnliches Risiko vorliegt oder nicht, ist aus durchaus vernünftigen, nämlich rechtlichen Gründen der Arbeitgeber, der zu beurteilen hat, ob ein solches außergewöhnliches Risiko vorliegt oder nicht. Die Arbeitgeber haben aber im allgemeinen Angst, einen Arbeitnehmer mit Anfallsleiden einzustellen, denn wenn ihm durch seine Erkrankung im Betrieb etwas zustößt, befürchten sie Haftpflicht. Dies ist – wie bereits gesagt – falsch. Es ist nämlich dann falsch, wenn die Unfallverhütungsvorschriften beachtet worden sind, wenn also kein außergewöhnliches Risiko vorliegt. In den jetzt gültigen allgemeinen Unfallverhütungsvorschriften ist die differenzierende Regelung des § 17 leider weggefallen und durch das generelle Gebot ersetzt, gefährliche Arbeiten nur geeigneten Personen zu übertragen. Die differenzierte Betrachtungsweise der alten Unfallverhütungsvorschrift wird damit aber keineswegs verworfen.

Nun, betrachten wir die Situation *nach* dem Unfall, und damit kommen wir auf die unfallversicherungsrechtliche Seite vom Patienten her zu sprechen: Wenn ein Epileptiker im Betrieb im Anfall bei nicht sonderlich gefährdendem Arbeitsplatz eine Verletzung erleidet, so bekommt er dafür keine Unfallversicherungsentschädigung. Es besteht auch keine Meldepflicht für einen solchen Unfall. Man soll auch einen solchen Unfall nicht im Sinne eines D-Arztverfahrens laufen lassen, auch um keine falschen Erwartungen hervorzurufen. Man soll das Geschehen vielmehr als ein von innen kommendes Ereignis und dessen Folgen ansehen, aber nicht als Betriebsunfall. Schwierigkeiten treten auf und Entschädigungspflicht liegt nur dann vor, wenn bei zwar innerer Unfallursache und – jetzt zitiere ich – „zwischen der Beschaffenheit der Arbeits- und Unfallstelle einerseits und der Schwere der Verletzung ein rechtlich erheblicher Zusammenhang besteht", also wenn eine wesentliche betriebliche Mitverursachung von Schwere und Umfang der beim Anfall entstandenen Körperverletzungen vorliegt. Dann handelt es sich auch beim Epileptiker um einen entschädigungspflichtigen Arbeitsunfall. Jetzt wird der Arbeitgeber einwenden, ja aber dann besteht doch für mich Regreßpflicht. Nun, diese Regreßpflicht besteht nur dann, wenn ihm Vorsatz oder Fahrlässigkeit bei der Einweisung seines Arbeitnehmers in den Arbeitsplatz nachzuweisen ist, und wenn er überhaupt von der Tatsache der Epilepsie etwas gewußt hat. Der Arbeitnehmer, der seinem Arbeitgeber seine Epilespie nicht mitgeteilt hat, kann einer Ordnungsstrafe unterliegen, aber nur dann, wenn das Verschweigen für die Auswahl des Arbeitsplatzes von Bedeutung war. Das Arbeitsverhältnis kann ohne weitere Begründung beendet werden, wenn dem Arbeitnehmer bei der Einstellung erkennbar war, daß sein Gesundheitszustand für die Entschließung des zukünftigen Arbeitgebers von wesentlicher Bedeutung gewesen ist.

Diese rechtlichen Bestimmungen sind sowohl den Verhältnissen in unserer Gesellschaft als auch den Bedürfnissen der Anfallskranken, so meine ich jedenfalls, angemessen. Sie nehmen Risiken in Kauf, Risiken aber, ohne die es kein Leben und kein menschliches Zusammenleben gibt. Diese rechtlichen Bestimmungen bleiben aber wirkungslos, wenn sie bei den maßgeblichen Personen nicht bekannt sind. Zu diesen maßgeblichen Personen gehört in erster Linie der den Anfallskranken behandelnde Arzt, der die sozialrechtlichen Aspekte, die seine Patienten betreffen, ebenso beherrschen sollte wie seine medikamentöse Therapie.

Literatur

1. LEWRENZ H (Hrsg) (1973) Gutachten des Gemeinsamen Beirates für Verkehrsmedizin beim Bundesminister für Verkehr und beim Bundesminister für Jugend, Familie und Gesundheit „Krankheit und Kraftverkehr" Coburg
2. Deutsche Sektion der Internationalen Liga gegen Epilespie (1972) Die epileptischen Anfallskrankheiten, 3. Aufl. Springer, Heidelberg
3. RITER G (1980) Kraftfahrzeugtauglichkeit bei Epilepsie, Multipler Sklerose und Parkinson. In: GROTE W, BOCK WJ (Hrsg) Führerschein bei Hirnerkrankungen und Schädel-Hirn-Trauma. Thieme, Stuttgart.

Sachverzeichnis

Absencen 13, 49, 133 f., 154
-, EEG 55
-, Genetische Disposition 54
-, Häufigkeit 54
-, Klinik 54
-, Manifestationsalter 54
-, Prognose 56
Absetzen der Medikation 56
ACTH 155 ff.
Adams-Stokes-Syndrom 81
Ätiologie der Epilepsie 27
Affektpsychosen
-, bei Epilepsie 69
Aktionspotential-Mechanismus 11, 15
Aktionspotentialschwelle 6, 10
Alkoholepilepsie 45
Allergie 137
Altersgebundene Anfälle des Kindes- und Jugendalters 117
Ammonshorn 8
Anamnese 84, 115
Anamnesetechnik 84, 115
Anfälle, abortive 53, 87
Anfälle, symptomarme 87
Anfallsausbreitung 13
Anfallsbereitschaft 10
Anfallsende 11
Anfallsentstehung 12
Anfallsformen 13
Anfallsfrequenz 154
Anfallskalender 148, 156, 161
Anfallsklassifikation 31, 49
Anfallsprovokation 54, 154

Anfallsverlauf 13
Anfallszustände
-, Differentialdiagnose (CT) 111
Anfallsunterbrechung 55
Angstzustände 99
Antiepileptika 91, 156
-, Kombinationen 141
-, bei Lebererkrankungen 140
-, in der Muttermilch 140
-, in der Schwangerschaft 138
-, bei der Stillenden 139
Antikoagulantien 141
Antikonvulsiva
-, prophylaktische Gabe 151
Arbeitsplatz 102
Artefakte im EEG 102
Art. basilaris – Mangelversorgung 83
Art. cerebri media – Mangelversorgung 83
Art. vertebralis – Mangelversorgung 83
astatischer Anfall 52
Ataxie 137
Atemstillstand 11
Audiogene Reflexepilepsie 42
Aufklärung des Patienten 180
Aufwachanfälle 36, 117
Aura 34, 86, 88, 116
Auskunftspflicht 166
Auswirkungen eines Anfalls 16, 17, 18
Automatismen 88, 134
Axon 5

Barbexaclon 145, 155 ff.
Beamtenlaufbahn 182
Behandlungsversuch 91
Berufe
–, Einschränkungen 171
–, geeignete 170
Berufliche Fragen 165 f.
Berufliche Rehabilitation 168
Berufsbildungswerk 169
Betarezeptorenblocker 13
Blutgruppe 27
Blutspiegel 147
Blutuntersuchung 156
BNS-Krämpfe 49 f., 155
–, EEG 57
–, Klinik 57
–, Manifestation 57
–, Ursache 57
–, Verlauf 58

Carbamazepin 137, 145, 155
Chorea Huntington 24
Chromosomen – Konstitutionen,
–, abnorme 26
Clonazepam 137, 145, 155
CO_2-Anstieg 11
Compliance 2, 157, 159 f.
Computertomographie 107 f.
–, Fehlbildungen 108, 110
–, Häufigkeit pathologischer
  Befunde 108, 112
–, Hirntrauma 107, 111
–, Indikation 90, 107, 118
–, Kontrastmittelgabe 109, 111
–, Kosten- und Nutzen-Analyse
  111
–, negative Befunde 108, 111
–, Tumoren 109, 110, 112
Convulex 145
CPK 90

Dämmerzustand 67
Dentritenbaum 5, 15

Depolarisation 5, 11, 16
Dexamethason 155 ff.
Diazepam 137 ff., 141
Differentialdiagnose 62, 79, 115
Disinhibition 4, 7, 10
Diskordanz 27
Disulfiram 141
Dosisreduktion 157
Drop attacks 83

EEG im Anfall 13, 36, 39 f., 50 f.
–, Artefakte 102
–, Aufwand 101
–, Ausbildung 101
–, Befunde 13, 154
–, Fotostimulation 105
–, Indikation 98
–, mobiles Langzeit- 119 ff.
–, Provokation 118
–, Quellenableitung 101
–, Ruhe- Wach- 117
–, Schlaf- 105
–, Schlafentzugs- 105
–, Simultandoppelbildaufzeich-
  nung 110 ff.
–, Spezialableitungen 118
–, Standardableitung 101
–, Stereoencephalographie (SEEG)
  31
–, Summenpotential 15
–, Veränderungen im Intervall 16,
  51
Eigen-„steal-Syndrome" im Anfall
  17
Eingliederung 168
EKG 92
Elektrolytkozentrationen 30
elementare Symptomatik 87
Elimination 139 f.
Elternberatung 157
EMG 86
Endknöpfen 5
Energiebedarf – im Anfall 17
Entladungspause 7

Entladungsschwelle 5
Entleerung der Speicher 18
Entzugserscheinungen postnatal 139
Epanutin 145
Epilepsie
-, Definition 30, 48
-, Pathophysiologie 30
-, Ursache 43
epileptische Psychosen 65 f.
-, Therapie 73
-, Ursachen 71
episodisch auftretende Bewußtseinsstörung 116
episodisch auftretende Verhaltensstörung 116
Ergenyl 145
erhöhte Krampfbereitschaft im EEG 26
Erkrankungsrisiko für Verwandte 25
Erregung 4, 9, 12
Erregungssteigerung 4, 10
Erregungszunahme 10
Erstmanifestation 43
Ethosuximid 137, 145, 155
extrapyramidale Dyskinesie 88
extrazelluläre Feldpotentiale 9

Fahrerlaubnis 176
familiäre Disposition 37
Fazilitation 4
Fehlbildung (CT) 107, 110
Fehlbildungsrisiko 151
Feldpotentialaktivität 11
Fieberkrämpfe 61
Fließeigenschaft 147
fokale Anfallsentstehung 12
fokale Epilepsien
-, Klinik 38 ff., 60
-, Therapie 155
-, Ursache 60
fokale Myoklonien 117
Folsäure – Stoffwechsel 137

fotoparoxysmale Reaktionen 105
Fotostimulation 105
Fremdanamnese 89
Führerschein 102

GABA 7
GABA-Antagonisten 7
GABAerge Antiepileptika 7
GABA-Hemmsystem 4, 12
gastrointestinale Unverträglichkeit 137
Gehirntumor 110, 112, 118
Gelegenheitsanfälle 115, 143
generalisierter Anfall 13
Genetik 22
genuine Epilepsie 25
Gingivahyperplasie 137
Gleichgewichtspotential 6
Glianarbe 10
Grand Mal 79, 156
-, EEG 51
-, Klinik 50
-, Manifestation 51
-, Prognose 52
-, Status 38

Halbwertzeit 139, 146
haptogene Epilepsie 42
hemmende Synapsen 12
hemmendes postsynaptisches Potential 5, 6
Herzschrittmacher 90
Heterozygotie 27
Hirnschädigung
-, frühkindlich (CT) 107
Hirnstammanfälle 42
Hirntrauma
-, CT 107, 111
Hydantoinsyndrom
-, fetales 150
Hyperglykämie 18
Hyperpolarisation 11, 16
Hyperventilation 54, 86, 105

Hypoglykämie 10, 18, 86
Hypokalzämie 137
hypothalamischer Anfall 116
hysterischer Anfall 84, 115, 119, 132

Impulsiv Petit mal
–, Definition 50
–, Genetik 56
–, Klinik 56
–, Therapie 154
–, Ursache 56
Indikation zur medikamentösen
  Therapie 154
Infektkrämpfe 61
Interaktionen 140f., 150, 156
Intervall-EEG 13, 16
Intoxikation 138
intrazelluläre Potentiale 5, 9
Ionenkonzentration 10
ionensensitive Mikroelektrode 10

Kalium 10, 11
Kalzium 10, 11
Kardiotoxizität 137
kardiovaskuläre Synkope 81
Karotissinusdruckversuch 82, 83
Karotissinus – Reflex 82
Karotissinus-Syndrom 82
Karotisstenose 88
Kataplexie 86
Kern-Schalen-Modell 134
Kiefer-Gaumen-Spalte 138
Kindliche Fehlbildungen 138
Klinefelter-Syndrom 26
Kombinationsbehandlung 147
Kontrolluntersuchungen 156
kortikale Pyramidenzelle 10
Krampfbereitschaft 22
Krampfschwelle 9, 10
Krankheitseinsicht 161
Kreatin-Phosphokinase-Aktivität
  90
Kreislauflabilität 83

Laienätiologie 162
Laienempfehlungssystem 162
Laktatazidose 18
Langzeit-EKG 82
latende Krampfbereitschaft 30
Lebererkrankungen 140
Leistungsschwankungen 165
LENNOX-Syndrom
–, Diagnostik 129
–, EEG 59
–, Einteilung 49
–, Klinik 59
–, Manifestation 58
–, Therapie 155
–, Ursachen 58
–, Verlauf 59
Letalität
–, Status epilepticus 18
Liquor 38
Liquordruck 18
Liskantin 145
Luminal 145
Lyonisation 27

Maliasin 145
medikamentöse Therapie 143f.
Megaloblastenanämie 137
Meldepflicht 179
Menstruation 30, 52
Migräne 88
Migraine accompagnèe 88
Migraine ophthalmiquè 88
Mikroableitung 13
Mikropipette 8
mobiles Langzeit-EEG 119ff.
Modell-Epilepsie 9
Monotherapie 155
motorische Koordinationsstörun-
  gen 137
Müdigkeit 137
multifaktoriell bedingte Krankheits-
  bilder 25
multifaktorielles System 22
Muttermilch 139, 152

Mylepsinum 145
Myoklonien 87, 117
myoklonisch-astatische Epilepsie
des Kleinkindes
-, EEG 53
-, Genetik 52
-, Häufigkeit 52
-, Klinik 52
-, Prognose 53
-, Therapie 154
myoklonisch-astatische Epilepsie
fokaler Genese
-, EEG 59
-, Klinik 59
-, Manifestation 58
-, Ursachen 58
-, Verlauf 59
myoklonische Petit-mal Epilepsie
-, Alterabhängigkeit 50
-, Genetik 56
-, Klinik 56
-, Ursache 56
Myoklonus – Epilepsie 118
Myoklonus – massiver bilateraler
56

Narkolepsie 85
Nebenwirkungen 136f., 156
-, dosisabhängige 137, 156
-, dosisunabhängige 137, 156
Nervenzellverschaltungen 9
Neurofibromatose Recklinghausen
24
Neuroleptika 88
Neurone 5
Neuropathie 137
neuropsychiatrischer Befund 81
Non-Compliance 159
Nucleus amygdalae 13
Nystagmus 137

Ohnmacht 87
Olfaktorius-Meningeom 90

Orfiril 145
Orthostase 83
Osteomalazie 137

parathyreoprive Tetanie 86
Parenrhythmien 67, 68
partielle Anfälle 38ff., 87, 88, 155
partieller Anfall mit komplexer
Symptomatik 88
partielle Epilepsien
-, Klinik 60
-, Ursache 60
Patientenaufklärung 2, 157
Penicillin 9
Petit mal-Anfall 49, 156
Petnidan 145
Pfötchenstellung 86
Pharmakokinetik 139
Phenhydan 145
Phenobarbital 137ff., 155ff.
Phenylbutazon 141
Phenylketonurie 24
Phenytoin 137ff., 144ff., 155ff.
Photogene Epilepsie 42
postiktaler Dämmerzustand 93
postikale Hypotension 83
postsynaptische Zellmembran 5
pressorische Synkope 83
primär fokaler Anfall 86
primär generalisierter Anfall 86
Primidon 137f., 145, 155
Propulsiv Petit mal-Syndrom 57
Proteinbindung 139
psychischer Befund 85
psychogener Anfall 84, 93
psychomotorische Anfälle 85, 88,
133ff.
psychoorganische Störungen 165
Psychose
-, schizophrenieähnliche 70
Psychosen
-, und Epilepsie 63f.
Pubertät 157
Pyknolepsie 55ff.

Pyknolepsinum 145
Pyramidenzelle 5, 8, 10
quantifizierende Verlaufsbeobach-
    tung 119
Quantifizierung epileptischer
    Paroxysmen 133

Rechtliche Probleme 157 f.
Reflexepilepsien 42 f.
Rehabilitation 167
Reifegrad des Gehirns 13
Residualepilepsie 24
Resimatil 145
Resorption 139
Rivotril 145
rhythmische Erregungsmuster 13

sekundär generalisierter Anfall 86
sekundäre Neurotisierung 157
Selbsthilfegruppen 163
sensible Anfälle 88
Septumdefekte 138
Serumkonzentration 136 f., 148, 156
Shy-Drager-Syndrom 83
Simultandoppelbildaufzeichnung
    119 ff.
Sinusknoten-Syndrom 82
soziale Stigmatisierung 162
Sozialrecht 181
Spike-wave-Muster 13
Spina bifida 138
Sportunterricht 157
Summenaktionspotential 9
Suxinutin 145
Symptomatik eines Grand mal-
    Anfalles 34, 80
Symptomatik hysterischer Anfälle
    84
symptomatische Anfälle 88
Synapse 5, 15
Synapsenverlust 12
Synaptischer Spalt 5
synchrone Rhythmen 13

Synkope
-, Differentialdiagnose 83, 99, 119
-, kardiovaskulär 81
-, pressorisch 83
-, vago vasal 83
-, vasal peripher 83

Schellong-Versuch 83
Schlafanfälle 86, 117
Schlaf-EEG 105
Schlafentzug 105, 118
Schlafepilepsie 37
Schlafpolygraphie 118
Schmerzempfindlichkeit 85
Schrittmacherimplantation 81, 82
Schwangerschaft 138, 151
Schwangerschaftsabbruch 138
Schwellenkonzentration 136

Status epilepticus 4, 18, 53, 55
-, Therapie 150
Status psychomotoricus 67, 68, 88
Stereoencephalographie (SEEG)
    31
Stereotaktische Tiefenableitung 43
Stillen 139
Stoffwechsel – im Anfall 17
Stoffwechseländerungen im Status
    18

tageszeitliche Bindung 37 f.
Tegretal 145
Telemetrie 133
Teratogenität 138, 150
Tetanie 86
therapeutische Breite 136, 147
therapeutische Plasma-Konzen-
    tration 137, 147
Therapie – medikamentöse 143 f.
Therapieende 56
Therapieplan 157
Therapieresistenz 133

Tierexperimente 8
Timonil 145
toxische Pharmakonzentration 137,
  147
transitorisch-globale Amnesie 83
transitorisch-ischämische Attacken
  83, 87
Transmitter 12
traumatische Komplikation 93
Triplo-X-Konstitution 26
Tuberöse Sklerose 24
Tumoren (CT) 110, 112

Überdosierung 148
Überprotektion 2, 157
Ultraschall-Doppler-Sonographie
  88
Umschulung 169
Unfall – rechtliche Lage 183
Unfallverhütungsvorschriften 170,
  182
unklassifizierbare Anfälle 87
Unverträglichkeit 156
Urämie 120
Ursachen der Epilepsie 43

vagovasale Synkope 83
Valproinsäure 137, 145, 155
vasal-periphere Synkope 83
Verlegenheitsbewegungen
  132f.
Verstimmungen, episodische
  69
Vesikel 5
Videoanalyse 133
Vitamin D-Stoffwechsel 137

WEST-Syndrom 57
Wirkungsmechanismus antikonvulsiver Substanzen 25

Zentropil 145
zerebrale Computertomographie
  91, 109, 118
zerebrale Durchblutung – im Anfall 16
zerebrale Gefäßprozesse 83
Zungenbiß 80, 84
Zurechnungsfähigkeit 175
Zwillingsbeobachtungen 27

Neuroorthopädie 1

**Halswirbelsäulenerkrankungen mit
Beteiligung des Nervensystems**

Herausgeber: **D. Hohmann, B. Kügelgen,
K. Liebig, M. Schirmer**

1983. 133 Abbildungen. XII, 329 Seiten
Gebunden DM 120,-. ISBN 3-540-12145-5

Neuroorthopädie ist ein fächerübergreifen-
der Begriff für Erkrankungen des Bewe-
gungsapparates und des Nervensystems. In
Neuroorthopädie 1 werden die Erkrankungen der Halswirbelsäule mit Beteiligung
des Nervensystems erstmals aus der Sicht
aller beteiligten Fachgebiete dargestellt.
Anatomische und radiologische Besonderheiten der Region werden ebenso erklärt
wie die klinische Diagnostik, die unter
fachlich verschiedenen Gesichtspunkten
erörtert wird. Einen großen Raum nimmt
die Beschreibung therapeutischer Verfahren ein, die von der Manualtherapie über
die konservative und operative Orthopädie
und die Neurochirurgie bis zur Traumato-
logie und Rehabilitation von Tetraplegikern
reichen.

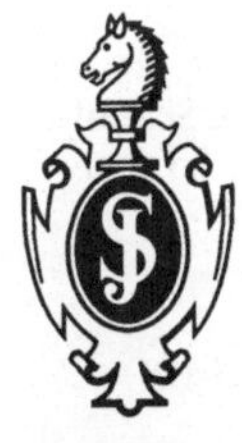

Springer-Verlag
Berlin
Heidelberg
New York
Tokyo

In Vorbereitung

Neuroorthopädie 2

**Lendenwirbelsäulenerkrankungen mit
Beteiligung des Nervensystems**

ISBN 3-540-12219-2